日本历代名医 秘传

RIBEN LIDAI MINGYI MICHUAN HANFANG BAODIAN

汉方宝典

主　编　　刘国正

副主编　　刘振远

编委　　（以姓氏笔画为序）

任金刚　刘国正　刘振远

刘建峰　杜宝俊

河南科学技术出版社

·郑州·

内容提要

　　中医学传入日本以后，历经千余年，得以长足发展，名医辈出、著述纷呈，留下了许多卓有成效的秘验效方。本书是在挖掘、整理、研究日本汉方医学的基础上，精心编写而成，收集日本历代名医简便实用、组方合理、药物易得且疗效甚佳的秘方、效方、验方930余首，是极为难得的珍贵资料，可供中医药从业人员阅读参考。

图书在版编目（CIP）数据

　　日本历代名医秘传汉方宝典/刘国正主编. —郑州：河南科学技术出版社，2020.1
　　ISBN 978-7-5349-9668-9

　　Ⅰ.①日… Ⅱ.①刘… Ⅲ.①方书－汇编－日本 Ⅳ.①R289.2

　　中国版本图书馆CIP数据核字（2019）第252650号

出版发行：河南科学技术出版社
　　　　　北京名医世纪文化传媒有限公司
　　　　　地址：北京市丰台区万丰路316号万开基地B座1-114　　邮编：100161
　　　　　电话：010-63863186　010-63863168
策划编辑：赵东升
文字编辑：赵东升
责任审读：周晓洲
责任校对：龚利霞
封面设计：吴朝洪
版式设计：崔刚工作室
责任印制：陈震财
印　　刷：河南省环发印务有限公司
经　　销：全国新华书店、医学书店、网店
开　　本：710 mm×1000 mm　1/16　　印张：15　　　字数：200千字
版　　次：2020年1月第1版　　　2020年1月第1次印刷
定　　价：48.00元

前　言

　　日本的汉方医学，来源于中国，属于中国传统医学的一个重要分支。史载最早赴日的吴人智聪，于公元560年即携《明堂图》等160卷医书到达日本，开始传播中国医学。以后随着两国间交往的日益频繁，中医学便逐渐在日本扎根，并独自发展和完善起来。到了室町后期和安士桃山时代（相当于明代），先后出现了世方派、古方派、折衷派等不同的医学流派。学派之争鸣，进一步促进了汉方医学学术之发展，名医辈出、著述纷呈，为后人留下许多宝贵遗产，尤其是无数历经多年医疗实践检验且卓有成效的秘验效方，时至今日，仍有极大的实用价值，很有必要加以发掘和应用。目前，国内的医方方书已然汗牛充栋，但遗憾的是记录日本名医的经验方书却还不曾见到。所以，整理出版日本古代汉方医学家之经验秘方，确有其现实意义。

　　有鉴于此，我们利用研究日本汉方医学的工作之便，注意发掘这一宝贵遗产，收集日本明治以前历代名医之秘验效方，编成《日本历代名医汉方宝典》。

　　因时间仓促，书中尚存错漏之处，还望同道多提宝贵意见。

刘国正

于中国中医科学院

凡 例

一、本书收集日本明治以前的医方，包括各类方书及综合性医书中秘方、效方、验方等 930 余首。

二、所录医方，务求简便实用，组方合理，药物易得且疗效甚佳。

三、方剂内容，以原文为主，力求通俗易懂。著录项目包括方名、组成、功用、主治、制法、用法、加减、禁忌、出处等，内容不全则可缺项。

四、为方便查找，凡无方名者，由编者自拟补上，未作标识。

五、方中药量，俱参照古今之剂量考证换算成公制。部分药品无药量（如文如此），仅供参考。

六、方剂之出处，以其所出之著作名为主，出处不明者，则直录其医家名、号。

七、全书体例以科为纲，以病统方，分内、妇、儿、外、皮肤、伤、眼、耳、鼻、口、齿、咽喉等科，如是可按病而索方，旨在方便诸读者之用。

八、为保持原方原貌，凡药物组成中涉及受国家保护的动、植物药物，如虎肉、虎胫骨等，以及已明令禁止使用的药物，本书未做处理，使用中应遵守现行相关法规。

目　录

一、内　科

· 1 ·

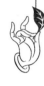

目 录

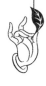

目 录

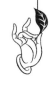

目 录

五、伤 科

六、皮 肤 科

一、内　科

1. 感冒伤寒

沃　雪　汤

【组成】　苍术　厚朴　干姜　酒炒芍药　防风　葛根　甘草
【主治】　体弱者之风寒。
【用法】　用生姜煎服。
【出处】　名古屋玄医

解热神效方

【组成】　蓝叶、竹茹、知母各6克　石膏9克　人参3克　甘草
1.5克　鸭跖草6克
【用法】　煎汤服。
【主治】　伤寒温疫，其热不解者。瘴疟，小儿丹毒，其效如神。
【加减】　口中有臭气者，加白犀角6克；不渴者，去人参。
【出处】　青囊琐探

参胡三白汤

【组成】　柴胡　人参　芍药　白术　茯苓
【主治】　治伤寒过经不解，脉虚数，人弱发热，或潮热，或口
干舌燥。
【出处】　勿误药室方函

犀 角 汤

【组成】　犀角　茵陈　茯苓　地黄　麦冬　栀子　竹叶　生姜
【主治】　治伤寒后伏热在心，怔忡惊悸，不得眠睡。
【出处】　勿误药室方函

安神益智汤

【组成】　柴胡　人参　麦冬　知母　竹茹　五味子　茯苓　当归　地黄　黄连　远志　甘草
【主治】　治伤寒虚烦，心惊微热，四肢无力体倦者。又治六七日别无刑克证候，昏沉不知人事，六脉俱静者。
【出处】　勿误药室方函

甘草黄连石膏汤

【组成】　甘草　黄连　石膏
【主治】　治伤寒发狂，或弃衣奔走，逾垣上屋。
【出处】　吉益东洞

复 元 汤

【组成】　附子　人参　甘草　麦冬　黄连　知母　芍药　五味子　干姜
【主治】　伤寒身微热，面赤，目无精光，语无伦次，脉数无力。此汗下大过，下元虚弱，无根虚火泛上，名戴阳证。
【出处】　勿误药室方函

元 阴 汤

【组成】　生地　山萸　茯苓　泽泻　山药　丹皮
【主治】　治伤寒坏证，舌上黑苔干裂，精神恍惚，津液枯竭，热剧不可耐者。
【出处】　本朝经验

理中安蛔汤

【组成】 白术　人参　茯苓　干姜　乌梅　蜀椒　甘草
【主治】 治伤寒吐蛔，手足冷，胃中空虚。
【出处】 勿误药室方函

柴 胡 饮

【组成】 柴胡　半夏　人参　甘草　黄芩　香薷　紫苏
【主治】 治伤寒后耳聋。
【出处】 本朝经验

神 遗 方

【组成】 前胡 15 克　山栀子 9 克　天花粉 6 克　甘草 1.5 克
【主治】 治寒热往来，半表半里。
【用法】 上 4 味㕮咀，水煎温服。
【出处】 金兰方

神 龙 方

【组成】 芒硝 9 克　大黄、芍药各 9 克　甘草、生姜各 3 克
【主治】 治伤寒大热烦躁者。
【用法】 上 5 味㕮咀，水煎去滓。
【出处】 金兰方

水 解 汤

【组成】 天花粉、滑石、黄柏、前胡、芍药、甘草、竹茹各 6 克
生姜 3 克
【主治】 治大热经日不愈，烦闷。
【用法】 上 8 味㕮咀，水煎温服。
【出处】 金兰方

温肺二陈汤

【组成】 半夏　陈皮　茯苓　干姜　缩砂仁　五味子　甘草

【主治】 肥妇每朝清涕多出，咳嚏，半年不已，脉五动，乃肺寒也，用此速效。

【出处】 当壮庵家方口解

2. 热病温疫

通 天 散

【组成】 石膏 12 克　铅丹 3 克　薄荷精 0.6 克
【主治】 治头风热病。
【制法】 研细末。
【用法】 水调涂额上。
【出处】 勿误药室方函

缠 龙 汤

【组成】 龙胆、甘草各 3 克　柴胡 9 克　芍药 6 克
【主治】 治热病再盛者。
【用法】 上 4 味哎咀，水煎温服。
【出处】 金兰方

柴胡养荣汤

【组成】 柴胡　黄芩　橘皮　甘草　当归　芍药　地黄　知母　天花粉　生姜　大枣
【主治】 治表有余热，血燥。
【出处】 勿误药室方函

牛蒡黄连汤

【组成】 黄芩　黄连　桔梗　石膏　大黄　荆芥　防风　羌活　连翘　牛蒡子　甘草
【主治】 治积热在上，面肿，多从耳根起，俗称大头瘟。
【出处】 勿误药室方函。

芎 黄 圆

【组成】 川芎 大黄

【主治】 治风热壅盛,头昏目赤,大便艰难。

【出处】 勿误药室方函

枫 子 丸

【组成】 大风子 3 克 大黄 6 克 反鼻① 9 克 熏陆② 15 克 樟脑 3 克 遗粮③ 36 克

【主治】 治天刑④病。

【出处】 勿误药室方函

点 眼 砂

【组成】 冰片、麝香、雄黄、朱砂各 1.5 克 芒硝 3 克

【主治】 治时疫,毒气臭毒,痧胀腹痛。

【出处】 勿误药室方函

3. 中 暑

香葛汤(一)

【组成】 川芎 白芷 葛根 香附子 紫苏 陈皮 升麻 苍术 芍药 甘草

【主治】 治中暑挟风寒者。

【用法】 生姜煎服。

【出处】 当壮庵家方口解

---

① 反鼻:即蝮蛇,下同。

② 熏陆:指薰陆香,属漆树科植物薰陆的树脂,下同。

③ 遗粮:又名仙遗粮,禹余粮,属矿物药。

④ 天刑病:指比较严重的传染病。天刑:有上天刑罚之意。

香葛汤（二）

【组成】　香附　紫苏　炙甘草　陈皮　桔梗　葛根
【主治】　治暑热感冒。
【出处】　过本

拥　扇　散

【组成】　葛粉 300 克　胡椒 15 克　黄柏、人参各 7.5 克
【功效】　解暑邪。
【出处】　栎窗

消　暑　汤

【组成】　半夏　石膏　茯苓　生姜
【主治】　治夏日热甚，呕吐，食不下，头痛烦渴者。
【出处】　松原庆辅

春　泽　汤

【组成】　茯苓　猪苓　泽泻　白术　桂枝　柴胡　人参　麦冬
【主治】　治伏暑发热，烦渴引饮，小便不利。
【出处】　勿误药室方函

4. 疟　疾

驱　邪　汤

【组成】　桂枝　干姜　苍术　半夏　附子　柴胡　甘草
【主治】　疟疾初发，先寒后热，后热后寒者俱用之。
【出处】　医方问余

发　陈　汤

【组成】　苍术　茯苓　柴胡　桂枝　芍药　半夏　人参　甘草

黄芩

【主治】 治发热恶寒，上冲头汗出，或下痢，或如疟状发热。

【出处】 永田德本

常 山 汤

【组成】 常山　知母　槟榔

【主治】 截疟。

【出处】 香川修德

截 疟 汤

【组成】 黄柏、槟榔各 6 克　柴胡、莪术各 3 克　常山 6 克　甘草 1.5 克

【主治】 疟疾。

【用法】 6 味水煎服。

【出处】 春林轩撮要方筌

截 疟 奇 方

【组成】 牛皮硝

【用法】 上 1 味，发日早天，白汤送下。

【出处】 春林轩撮要方筌

常 槟 汤

【组成】 常山 6 克　槟榔 3 克　甘草 1.5 克

【主治】 截疟。

【用法】 上 3 味，水煎服。

【出处】 校正方舆輗

分 镜 汤

【组成】 草果、干姜各 30 克　莪术 60 克　甘草 7.5 克

【主治】 治疟人，截疟，一切截之。

【用法】 上 4 味㕮咀，水煎温服。

【出处】 金兰方

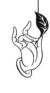

截 温 疟 方

【组成】　常山9克　蜀椒、芜荑仁各6克
【主治】　截温疟壮热者。
【用法】　上3味咬咀，水煎冷服。
【出处】　金兰方

常山鳖甲饮

【组成】　常山9克　蜀椒、鳖甲各9克　接骨木叶、甘草各3克
【主治】　治热疟久不止者。
【用法】　上5味咬咀，水煎冷服。
【出处】　金兰方

灵 性 汤

【组成】　牡蛎9克　麻黄、茵陈、莪术各6克　蜀漆、甘草各3克
【主治】　治牝疟多寒者。
【用法】　上6味先洗蜀漆，咬咀，以水800毫升煮蜀漆、麻黄得600毫升，去沫，乃纳余药，煮取200毫升，饮100毫升，即吐出，复饮之。
【出处】　金兰方

5. 咳 嗽 喘 哮

橘皮半夏汤

【组成】　柴胡　苏子　橘皮　半夏　茯苓　莎草　桑白　杏仁　桔梗　生姜
【主治】　治感冒解后，咳嗽不止者。
【出处】　勿误药室方函

温 肺 汤

【组成】 麻黄 杏仁 五味子 桂枝 甘草

【主治】 肺寒咳嗽

【出处】 月海杂录

补 气 汤

【组成】 贝母、款冬花、天花粉、瓜蒌仁各6克 甘草、生姜各3克

【主治】 治久咳痰如胶，咳嗽胸膈结痛者。

【用法】 上6味㕮咀，水煎温服。

【出处】 金兰方

三 阳 汤

【组成】 贝母、沙参、桔梗各9克 当归、桑白皮各9克 甘草3克

【主治】 治咳嗽上焦痰盛，或喉生疮者。

【用法】 上6味㕮咀，水煎服之。

【出处】 金兰方

神 授 方

【组成】 蛤蚧1对 螺母、良香、款冬花、桑白皮、贝母各75克 麦冬90克

【主治】 治肺损咳嗽等症。

【制法】 上7味为末，蜜丸如梧子大。

【出处】 金兰方

青 龙 丹

【组成】 薄荷18克 桔梗15克 川芎9克 甘草1.2克 细辛3克 皂荚、龙脑各1.5克 麝香0.015克

【主治】 治咳嗽痰喘，不得卧者。

【制法】 炼蜜和。

【出处】 松原方函

久嗽熏药

【组成】 雄黄6克 丁香、沉香、胆矾各3克 胡椒2粒
【主治】 治咳喘久不愈者。
【制法】 上药研末，和糊熏火。
【用法】 以管吸之，前后少咽醋为妙。
【出处】 本朝经验

生 津 丹

【组成】 莎草、茯苓、干姜各等分
【主治】 治咳嗽咽干，痰满声哑。
【出处】 医事说约

六味生津炼

【组成】 六味地黄丸（末）、生津丹各等分（合炼）
【主治】 治咳嗽，其标在肺，其本在肾者。
【出处】 勿误药室方函

加味泻白散

【组成】 桑白皮30克 地骨皮、知母、陈皮、桔梗各1.5克
青皮、细辛、黄芩、甘草各0.5克
【主治】 治咳嗽口干，烦热，胸膈不利，气喘。
【用法】 上药水煎服。
【出处】 医疗众方规矩大成

保元十三味

【组成】 陈皮 茯苓 炙甘草 贝母 桔梗 枳壳 前胡 葛
根 桑白皮 瓜蒌仁 木香 肉桂 生姜
【主治】 咳嗽有热，痰干肺燥者。
【加减】 寒热者，加黄芩、柴胡。肺寒有声者，加干姜、杏仁、
五味子。

【出处】 丛桂家方口解

润 燥 汤

【组成】 干姜 麦门冬 石膏 牡蛎中 瓜蒌根 人参中 黄连 甘草小 竹叶

【主治】 咳嗽有热，小水（小便）如脂，枯瘦，时时盗汗出，口微渴，脉数。

【出处】 寄奇方记

杏仁五味子汤

【组成】 杏仁 五味子 茯苓 甘草

【主治】 治痰湿咳嗽。

【出处】 勿误药室方函

杏 酪 汤

【组成】 杏仁 麦冬 冰糖

【主治】 治咳嗽。

【功效】 解暑止咳。

【出处】 朝鲜传

柴梗半夏汤

【组成】 柴胡 桔梗 半夏 黄芩 枳实 青皮 瓜蒌仁 杏仁 甘草 大枣 生姜

【主治】 治发热咳嗽，胸满，两胁刺痛者，此邪热挟痰攻注也。

【出处】 勿误药室方函

治 久 咳 方

【组成】 杷枇叶6克 木通6克 款冬花6克 杏仁6克 桑白皮6克 大黄3克

【用法】 为末，蜜丸。

【出处】 青囊秘录

咳奇方（又名加味百合地黄汤）

【组成】　麦冬　阿胶　百合　干姜　白术　地黄　五味子　甘草　桔梗

【主治】　治久咳。

【出处】　东郭和田、台州方铃

百　花　膏

【组成】　款冬花、百合各等分

【主治】　治喘嗽不已，或痰中有血

【用法】　炼蜜为膏。

【出处】　勿误药室方函

治 喘 息 方

【组成】　黑豆 90 克　甘草 30 克　石蜜 3 克

【用法】　上药以水 500 毫升，煎取 200 毫升　虚劳者用之，益妙。

【出处】　青囊秘录

补 肺 汤

【组成】　人参、五味子各 6 克　杏仁、前胡、麻黄各 3 克　附子、干姜各 1.5 克　甘草　大枣

【主治】　喘急。

【出处】　寄奇方记

利 气 汤

【组成】　南星 3 克　川乌、附子各 1.5 克　木香 7.5 克　朱砂 3 克　人参 6 克

【主治】　痰喘壅盛气绝中气之症。

【用法】　上味用蜜炼生姜汤下。

【出处】　寄奇方记

喘咳熏药

【组成】　雄黄 4.5 克　丁子① 2.1 克　胆矾、沉香各 2.2 克　胡椒 2 粒

【主治】　喘咳。

【用法】　上为末，以糊如鼠粪。每日三条或五条。

【出处】　青囊秘录

杏　仁　饮

【组成】　人参　茯苓　半夏　陈皮　前胡　桔梗　枳壳　紫苏　杏仁　苏子　甘草

【主治】　素有风痰而喘急者。

【出处】　当壮庵家方口解

九味风喘方

【组成】　桔梗　陈皮　茯苓　紫苏　干姜　砂仁　苏子　杏仁　甘草

【主治】　风痰咳喘

【出处】　丛桂家方口解

分气补心汤

【组成】　青皮　茯苓　桔梗　香附子　川芎　细辛　枳壳　大腹皮　木通　前胡　木香　甘草　生姜　大枣

【主治】　心气痰结，四肢浮肿，上气喘急。

【出处】　当壮庵家方口解

治喘息奇方

【组成】　槟榔　黑豆　橘皮　蜀椒　细辛　杏仁　木香　鹧

---

①丁子：即丁香。

鸹① 甘草

【主治】 上9味水煎温服。

【出处】 春林轩撮要方筌

喘 息 奇 方

【组成】 黑豆90克 甘草3克 石蜜3克

【主治】 治喘息奇效。

【用法】 上以水500毫升，煎取250毫升，虚劳者用之。

【出处】 华冈青洲

痰 喘 奇 方

【组成】 白扁豆 松脂

【主治】 治痰喘有奇效。

【用法】 上2味为末，白汤送下。

【出处】 青囊秘录

喘 息 效 方

【组成】 麻黄 杏仁 石膏 没食子 甘草

【主治】 喘息之剧者。

【用法】 上味药煎汤服。

【出处】 先哲医话

止嗽奇效方

【组成】 鸡卵1枚

【主治】 治咳嗽甚而屡治不止者。

【用法】 将鸡卵去壳，入热汤中。更入砂糖姜汁少许，搅匀服之，旦暮各1次。

【出处】 青囊琐探

---

①鹧鸪：即鹧鸪菜，属于红藻的红叶藻科，产于暖海，我国广东、福建沿海均有。

疗 痰 喘 方

【组成】　丝瓜（曝干）
【主治】　痰喘。
【用法】　锉细为末，冲服。
【出处】　寄奇方记

治 喘 方

【组成】　茯苓　厚朴　桂枝　杏仁　苏子　甘草
【主治】　喘证。
【出处】　和田东郭

治 哮 喘 方

【组成】　茯苓　枳实　半夏　干姜　木香
【主治】　哮喘。
【出处】　后藤艮山

没 食 子 散

【组成】　茯苓 12 克　桂枝、苍术各 9 克　没食子 6 克　甘草
3 克
【主治】　治喘哮。
【出处】　华冈青洲

6. 肺痿、肺痈

健 金 汤

【组成】　沙参、桔梗、当归、前胡各 9 克　芙蓉叶 7.5 克　生姜
3 克　甘草 1.5 克

【主治】 治肺痿咳嗽有痰，午后潮热，并声飒飒①者。

【用法】 上 7 味水煎服之。

【出处】 金兰方

牡 丹 散

【组成】 牡丹皮、芍药、地榆、桔梗、黄芩、薏苡仁、升麻、甘草各 3 克

【主治】 治肺痈吐脓血，作臭，胸乳间背痛。

【用法】 8 味水煎服。

【出处】 疡科方筌

肺 痈 汤 (一)

【组成】 甘草、桔梗各 1.8 克 贝母、瓜蒌根各 1.5 克 杏仁 1.2 克 白芥子 1 克 生姜 0.6 克

【主治】 肺痈脓已成者。

【出处】 疡科秘录

肺 痈 汤 (二)

【组成】 桔梗 杏仁 瓜蒌仁 白芥子 贝母 黄芩 甘草

【主治】 治咳唾胸臭，口吐脓，或如米粒，胸胁间隐痛，或彻背，声枯气急，不能卧者。

【出处】 勿误药室方函

7. 劳 瘵

治 劳 瘵 方

【组成】 烧尸上黄土（即油烟）15 克 地黄 3 克 犀角 4.5 克 朱砂 3 克 木香、黄芩、沉香各 2.1 克

---

①飒飒：象声词，音 sa sa，像风雨声，此处乃比拟其痰声。

【主治】 治劳瘵。

【制法】 炼蜜。

【出处】 栗山方函

取劳瘵虫力

【组成】 啄木禽 1 只　猪肉 120 克　朱砂 120 克

【主治】 治劳瘵。

【用法】 上药杵和，与禽一起，一日一夜食肉尽。

【出处】 梅花无尽藏

归 命 丹

【组成】 天石 60 克　沉香 1.5 克　犀角 15 克　黄芩、知母、麦冬、地黄各 11.4 克　芍药、川芎、黄连、木香、柴胡各 3.9 克　厚朴 4.8 克　朱砂 30 克　黄柏、青皮各 1.5 克

【主治】 治劳瘵。

【用法】 炼蜜。

【出处】 栗山方函

獭 肝 丸

【组成】 獭肝 12 克　麝香 0.3 克

【主治】 治劳瘵，脉未数者。

【出处】 勿误药室方函

蛤 蚧 散

【组成】 蛤蚧（涂苦酒微炒）1 对

【主治】 治久咳嗽劳瘵。

【出处】 浅田宗伯

8. 汗 证

止 汗 散

【组成】 五倍子、枯矾各等分
【主治】 汗证。
【用法】 和米糊贴脐上。
【出处】 勿误药室方函

当归地黄汤

【组成】 当归、熟地、生地、芍药、白术、茯苓、黄芪各0.5克 黄柏、知母、陈皮各2.4克 人参0.5克 甘草1克
【主治】 治盗汗属气血两虚者。
【用法】 上入浮麦、大枣煎服。
【出处】 医疗众方规矩

盗汗奇效方

【组成】 柴胡 黄芩 茯苓 白术 厚朴 青皮 半夏 草果 甘草 地骨皮 鳖甲 椒目
【主治】 治盗汗不止者。
【出处】 先哲医谈

9. 血 证

二 黝 散

【组成】 反鼻（即蝮蛇。烧存性）、蒲黄（炒黑）各半
【用法】 上药研细末，敷患处。
【主治】 为止血妙方。

【出处】　静俭堂治验

止衄奇效方

【组成】　黄连0.9克　黄芩1.2克　大黄0.9克　荆芥0.9克
【主治】　衄血用诸药无效者。
【出处】　先哲医话

镇 心 汤

【组成】　山栀子3克　阿胶6克　黄芩9克
【主治】　治肺衄血者。
【用法】　上3味水煎温服。
【出处】　金兰方

午 酸 丸

【组成】　茜草根、艾叶、茯神各30克　乌梅肉15克　地黄60克
【主治】　治衄血无时。
【制法】　上5味为末，蜜丸为梧子大。
【出处】　金兰方

三黄泻心加荆芥方

【组成】　黄连1克　黄芩1.5克　大黄1克　荆芥1克
【主治】　治衄血用诸药无效者，有奇效。
【出处】　先哲医话

鼻衄贴药方

【组成】　蓖麻子
【主治】　鼻衄如水淋漓不止者。
【用法】　上药擂碎，加百草霜少许，贴前顶穴即愈。若不止者，针委中穴出血，无不止者。
【出处】　青囊琐探

洞 当 饮

【组成】 柴胡　黄芩　黄连　茯苓　半夏　芍药　青皮　甘草　生姜

【主治】 治吐血衄血，或卒然心痛者，病得之盛怒而其气暴逆也。

【出处】 产论

治吐血衄血胸痛方

【组成】 真赤石脂

【主治】 治吐血、衄血、胸痛者。

【用法】 上1味为末，以醋煮之，醋干则炼，如是10遍许，以白汤服30克，以冷水服可也。

【出处】 吉益东洞

中 泉 汤

【组成】 桂心、茯苓各60克　当归、芍药、白芷各45克　川芎、生地黄、阿胶、甘草各75克　细辛、吴茱萸、伏龙肝、干姜各15克

【主治】 治吐血神剂，亦治衄血。

【用法】 上12味㕮咀，以酒3500毫升，水1500毫升，合煮1750毫升，去渣纳胶，煮取1500毫升，分服。

【出处】 金兰方

治吐血胸中塞痛者方

【组成】 芍药、干姜、桂心、当归各60克　茯苓、大黄、阿胶、麻黄各30克　干地黄、水蛭、虻虫、大枣各15克　桃仁、牡丹皮、地榆各45克

【用法】 上15味㕮咀，以水8500毫升煮取2000毫升，分五服，日五。

【出处】 金兰方

剪 红 散

【组成】　代赭石（火煅醋淬 20 次）
【主治】　治吐血，咳血，妇人血崩亦效。
【出处】　方舆别辑

白 及 散

【组成】　白及
【主治】　治吐血取效。
【用法】　以白汤送下。
【出处】　后藤艮山

咳 血 奇 方

【组成】　蒜根 2 枚　乌麻（菟丝子）100 克
【主治】　治咳血诸药无效。
【用法】　将蒜根煮烂研，加乌麻共研和使啜。
【出处】　时还读我书

吐血奇效方

【组成】　人参黑炒干姜
【主治】　卒然吐血不省人事者。
【用法】　水煎服之，有奇效。
【出处】　牛山活套

黄 解 散

【组成】　黄连 90 克　黄芩、黄柏各 60 克　栀子 30 克
【主治】　治吐血、下血、诸失血。
【出处】　吉益南涯

五 灵 脂 汤

【组成】　五灵脂 9 克
【主治】　老人溲血，血必先而溲，往年不愈。

【用法】 上 1 味以水 300 毫升，煮取 100 毫升服。

【出处】 生生堂治验

十 数 圆

【组成】 山栀子 60 克　芍药 30 克　升麻 15 克　鼹鼠 30 克　甘草 15 克

【主治】 治小便出血。

【制法】 上 5 味为末，和生姜自然汁以糊丸。

【出处】 金兰方

下血不止神效方

【组成】 香附子　紫苏　陈皮　甘草　当归

【主治】 治下血不止者，其效如神。

【用法】 加生姜煎汤服。

【出处】 牛山活套

10. 瘀　血

甲 字 汤

【组成】 桂枝　茯苓　牡丹皮　桃仁　芍药　甘草　生姜

【主治】 治瘀血。

【出处】 勿误药室方函

五物红花汤

【组成】 红花、甘草、黄连、大黄、郁金各 0.6 克

【主治】 攻下之后，余毒未尽，徐徐服之，可以平复。

【用法】 上 5 味，以水 100 毫升，煮取 50 毫升。

【出处】 校正方舆锐

加味承气汤

【组成】　大黄、芒硝各 6 克　枳实、厚朴、当归、红花各 3 克
甘草 1.5 克

【主治】　瘀血在内，胸腹刺痛，或大便不通。

【用法】　上用酒水各半煎服。病急者不用。

【出处】　校正方舆輗

11. 痰　饮

枳缩二陈汤

【组成】　枳实、砂仁、半夏、陈皮、香附各 3 克　厚朴、茴香、
延胡索各 2.4 克　蜜豆蔻、干姜各 1.5 克　甘草 0.9 克

【主治】　痰涎在心膈之上，胸背攻急，呕哕大痛。

【用法】　入生姜煎，加竹沥服。

【出处】　医疗众方规矩

南　吕　丸

【组成】　大黄、黄芩各 12 克　甘遂 3 克　青礞石 6 克

【主治】　治胸腹有留饮，咳嗽短气，心腹中痞满，或腹中雷
鸣者。

【用法】　上 4 味为末糊丸。

【出处】　春林轩丸散方

抑　气　散

【组成】　乌药　苏叶　橘皮　槟榔　砂仁　沉香　莎草　枳实

【主治】　治气道壅滞，不得升降，胸膈痰饮窒碍。

【出处】　勿误药室方函

薄 荷 煎 圆

【组成】 川芎 120 克　防风 90 克　砂仁 6 克　甘草 60 克　薄荷 120 克　桔梗 150 克

【主治】 痰涎壅盛。

【用法】 上细末蜜炼。

【出处】 寄奇方记

托里益黄汤

【组成】 人参、白术、茯苓、陈皮各 3 克　炮姜　丁香　甘草

【主治】 治胃虚寒水滞，以致饮食少思或呕吐泄泻等症。

【用法】 7 味水煎服。

【出处】 疡科方筌

12. 胸痹、心痛

瓜 蒌 汤

【组成】 瓜蒌仁　橘皮　半夏　枳实　桂枝　桔梗　薤白　厚朴　生姜

【主治】 治胸痹。

【出处】 潜名方

一 匕 散

【组成】 香附子、良姜各炒等分

【主治】 心胸痛。

【用法】 上 2 味为端，米饮调服。各品要别炒，若合炒则不效。

【出处】 校正方舆輗

灵 索 散

【组成】 五灵脂、延胡索各等分

【主治】　血气刺痛及症疝。

【用法】　2 味为末，白汤送下。

【出处】　校正方舆𫐓

13. 不寐、惊悸

一 元 汤

【组成】　酸枣仁 150 克　人参、茯苓、黄芩各 60 克　桂心、石膏、知母、生姜、槟榔子各 30 克　甘草 6 克

【主治】　治虚劳烦扰，奔气在胸中，不得寤眠。

【用法】　上 10 味㕮咀，以水 5000 毫升，先煮酸枣仁取 300 毫升，去滓下余药，取 1500 毫升，分 3 服，日 3 次。

【出处】　金兰方

天 仙 汤

【组成】　天花粉 30 克　柴胡、当归各 60 克　鳖甲、贝母、芄兰①、甘草、生姜各 45 克

【主治】　治虚劳喘热，脾虚饱闷发肿赤。

【用法】　上 8 味㕮咀水煎。

【出处】　金兰方

老人不眠神效方

【组成】　竹沥

【主治】　治老人夜不能眠，或不能熟寐症，有神效。此乃痰饮为病故也。

【用法】　上药 1 味煎服。

【出处】　兰轩医谈

---

①芄兰：植物名，即萝藦。

辰 灵 散

【组成】　茯苓30克　朱砂9克
【主治】　治胆虚，睡卧不安，心多惊悸。
【出处】　栎窗

林 钟 丸

【组成】　黄连、甘草、大黄各等分
【主治】　治心中烦悸，不大便者。
【用法】　上3味糊丸。
【出处】　春林轩丸散方

治惊惕不眠方

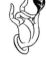

【组成】　人参、白术、茯神、当归、生地、酸枣仁（炒）、麦冬、半夏、枳实、黄连、竹茹、丹皮各等分　朱砂1.5克（别）　甘草0.9克

【主治】　痰火蕴盛，惊惕不眠。惊悸之证属痰火而兼气虚者，宜清痰火以补虚。

【用法】　上入生姜1片、大枣1枚、乌梅1枚，加竹沥煎，调朱砂末服。

【出处】　医疗众方规矩大成

安 神 散

【组成】　茯神、茯苓、黄芪、远志各3克　人参、桔梗各1.5克　朱砂1.2克　山药、木香各0.9克　甘草0.3克
【主治】　心虚而心神不安者。
【用法】　为细末服之。
【加减】　心虚遗精梦遗者，有热也，加黄连。
【出处】　北尾春圃

茯苓补心汤

【组成】　当归　川芎　芍药　地黄　枳实　半夏　茯苓　苏叶

桔梗　柴胡　橘皮　葛根　人参　木香　甘草　生姜

【功用】　调和荣卫，滋养血脉。

【主治】　治心气虚耗不能生血。并治去血过多，虚劳发热，及吐血、咳嗽、痰喘。

【出处】　勿误药室方函

定　悸　饮

【组成】　茯苓　桂枝　白术　甘草　吴茱萸　牡蛎　李根皮

【主治】　治奔豚。

【出处】　栎窗

14. 健　　忘

反鼻交感丹（一）

【组成】　茯苓　莎草　反鼻　干姜

【主治】　治失心及健忘。

【出处】　本朝经验

反鼻交感丹（二）

【组成】　茯苓　桂枝　芍药　芡实　丁香　反鼻　干姜

【主治】　治失心健忘。

【出处】　医事说约

豁　胸　汤

【组成】　干地黄、肉苁蓉、菟丝子、远志各30克

【主治】　治健忘心窍郁塞。

【用法】　上4味水煎服。

【出处】　金兰方

清 源 丸

【组成】　茯苓、陈皮、半夏、人参、益智各60克　甘草、龟甲各15克

【主治】　治诸虚健忘，痰逆心窍神不守。

【用法】　上7味为末，以蜜为丸，以菖蒲、远志煎汤服之。

【出处】　金兰方

治 健 忘 方

【组成】　石菖蒲、远志、龙骨各30克

【主治】　治健忘。

【用法】　上3味为末，以面粉为丸。

【出处】　金兰方

15. 癫　狂

下 气 圆

【组成】　大黄、莎草、紫檀各30克　朱砂、乱发各15克

【功用】　和胃下气，除五脏症结。

【主治】　治癫狂。又治妇人产后恶露上冲发狂者。

【制法】　和蜜。

【出处】　勿误药室方函

三合复明汤

【组成】　陈皮、半夏、南星、茯苓、茯神、远志、酸枣、黄连、黄芩、栀子、大黄（酒浸）、枳实各等分　甘草少

【主治】　治癫狂初发，惊叫骂詈，不避亲疏，登高而歌，弃衣而走等症。

【用法】　上13味水煎服。

【出处】　春林轩撮要方筌

治血狂一方

【组成】　当归　芍药　川芎　地黄　干姜　红花　大黄　桂枝
【主治】　癫狂。
【出处】　本朝老医传

治　狂　一　方

【组成】　厚朴　大黄　枳实　黄芩　黄连　芒硝
【主治】　癫狂。
【出处】　和田东郭

大黄一物汤

【组成】　大黄不拘多少
【主治】　癫狂。
【用法】　水煎，代茶汤饮之。
【出处】　校正方舆輗

清心抑胆汤

【组成】　当归、芍药、白术、茯苓、陈皮、半夏、枳实、竹茹、菖蒲、黄连、香附子各0.5克　麦冬、川芎、人参、远志各2克　甘草1.5克
【主治】　治癫证而属气血两虚，兼有痰火者。可平肝解郁，清火化痰，以除眩晕诸痫之病。
【用法】　入姜煎服。
【出处】　医疗众方规矩大成

治狂症之方

【组成】　反鼻　荞麦
【主治】　精神不守，喜怒无常，无语或言语错乱。
【用法】　上等分，分细末，用豆腐汁送下。
【出处】　医疗众方规矩

治 狂 痫 方

【组成】　大蓼霜、水蛭各等分
【主治】　癫痫及风癫心痰。
【用法】　上细末，用白汤服 3 克。
【出处】　医疗众方规矩大成附录

16. 痫　　证

甘　草　汤

【组成】　甘草　桂枝　芍药　阿胶　大黄
【主治】　治癫痫腹中拘挛，急迫或胁痛，时时息迫，上冲者。
【出处】　腹证奇览

虎肉鹧鸪菜汤

【组成】　虎肉、鹧鸪、葛根、莪术、蜀极、甘草、苦楝皮各等分
【主治】　癫痫。
【用法】　上 7 味水煎服。
【出处】　春林轩撮要方筌

断　痫　丹

【组成】　黄芪、钩藤、细辛、甘草各 1.5 克　蛇蜕 2 寸　蝉蜕 4 枚　牛黄 0.1 克
【主治】　治痫既愈，而后复作。
【用法】　上为末，枣肉丸梧子大。
【出处】　春林轩撮要方筌

参　连　汤

【组成】　人参　黄连　吴茱萸

【主治】 治积气为痛。

【出处】 撮要方函

风 引 汤

【组成】 大黄、干姜、龙骨各 120 克　桂枝 90 克　甘草、牡蛎各 60 克　寒水石、滑石、赤石脂、白石脂、紫石英、石膏各 180 克

【主治】 除热瘫痫，大人风引，少小惊痫瘈疭，日数十发。

【用法】 上 12 味，杵粗筛，以苇囊盛之，取三指撮。井花水 1500 毫升，煮 3 沸，温服 500 毫升。

【出处】 校正方舆輗

三 积 汤

【组成】 茯神　黄芪　山药　远志

【主治】 治癫痫诸证。

【用法】 上药水煎温服。

【出处】 金兰方

犀 黄 汤

【组成】 犀角　茯苓　麦冬　人参　甘草　黄芩　地黄

【功用】 退痫，镇心神。

【主治】 治惊痫。

【出处】 勿误药室方函

秘 传 丸

【组成】 黄芩、黄连、大黄（酒制）、滑石各 15 克　熊胆 4.5 克麝香、人参、南星各 9 克　陈皮、延胡索各 18 克　莪术、木香各 24 克　虎肉 21 克　槟榔、胡椒、龙脑各 6 克　牵牛 7.5 克　巴豆 50 粒朱砂 90 克

【主治】 癫痫。

【制法】 上 19 味为末，以大麦粉为糊丸，朱砂为衣。

【用法】 晦日之夜，盛清水于净器，置外边取露，朔日朝，挂目以取露之水冷服 1.8 克（小儿用法减半）。又 14 日夜如前取露，15

日朝服如前法，1日服之。

【出处】 青囊秘录

治癫痫五积六聚妙方

【组成】 黄连、乳香、菖蒲、铅粉各 60 克　朱砂 30 克　中黄 9 克　水银 60 克

【主治】 治癫痫，五积六聚。

【用法】 上 7 味糊丸，朱砂为衣，以四物汤加石膏汤煎汁送下

【出处】 华冈青洲

真　砂　丸

【组成】 真砂 12 克　大黄、铁粉各 6 克

【主治】 治惊痫。

【出处】 成章堂

参连丸（泻痞丸）

【组成】 人参、黄连、吴茱萸各等分

【主治】 治癫痫，或气积为痫。

【出处】 成章堂

17. 虚劳、羸弱

地黄肉苁蓉丸

【组成】 熟地　山药　山萸　茯苓　泽泻　丹皮（以上为末，用 45 克）肉苁蓉 9 克

【主治】 治虚劳百证，一切虚损。

【出处】 浅田宗俱家方

增进精力妙方（大蒜膏）

【组成】 大蒜、砂糖、陈酒

【主治】　老人虚弱羸瘦者。

【用法】　3 味浓煎成膏。

【出处】　兰轩医谈

滋荣养卫汤

【组成】　白术、山药、当归、芍药、黄芪各 3 克　人参 2.4 克
益智仁、山茱萸、酸枣仁（炒）各 2.1 克　甘草 1.2 克

【主治】　身体虚瘦，夜常遗尿或失禁，小便频数。

【用法】　水煎服。

【出处】　医疗众方规矩大成

乐令建中汤

【组成】　黄芪　芍药　桂枝　麦冬　橘皮　甘草　当归　辛
人参　柴胡　茯苓　半夏　大枣　生姜

【功用】　退虚热。

【主治】　治藏腑虚损，身体瘦弱，潮热自汗。

【出处】　勿误药室方函

虎胫骨丸

【组成】　虎胫骨、地黄各 1.5 克　木瓜、牛膝、杜仲、附子各
6 克

【主治】　治肌肉枯瘦，手足苦痛，不能步履者。

【制法】　研细末，糊丸梧桐子大。

【用法】　空心温酒送下 50 丸。

【出处】　霉疮约言

国　香　汤

【组成】　青蒿、枸杞子各 9 克　知母、柴胡、香附子各 6 克　薄
荷 3 克

【主治】　治风劳骨蒸壮热，肌肉消瘦者。

【用法】　上药㕮咀，水煎。

【出处】　金兰方

融和真光圆

【组成】　黑猫头（霜）1头　鹭尾（霜）1尻　黄柏、天花粉、甘草各30克

【主治】　治虚劳客热，肌肉消瘦，四肢烦热心悸者。

【制法】　上5味为末糊丸。

【出处】　金兰方

道 辅 方

【组成】　酸枣仁、川芎各6克　芍药、白术、桑白皮各9克

【主治】　治虚劳喘热，脾虚饱闷发肿者。

【用法】　上水煎，入沥姜汁服。

【出处】　金兰方

古 老 方

【组成】　松子40个　冰砂糖90克　茯神30克

【主治】　治虚劳发热，口干，咳嗽吐痰。

【用法】　上以姜汁煮半日，和白汤服之。

【出处】　金兰方

出 云 药

【组成】　乌梢蛇、龙骨各30克　阿胶15克　款冬花、茯神各30克

【主治】　治阴虚火动。

【用法】　上以井花水煎3日，去滓，和朱砂30克服，日三。

【出处】　金兰方

龙 仙 丸

【组成】　鲤鳞霜30克　獭肝60克　天花粉、甘草各15克

【主治】　治风劳骨蒸，壮热，肌肉消瘦。

【制法】　上4味为末，以炼蜜如梧桐子大丸之。

【出处】　金兰方

18. 脾虚、黄胖

扶脾生脉饮

【组成】　人参　当归　芍药　黄芪　麦冬　五味子　紫菀　甘草

【主治】　治脾胃虚弱，气喘，精神短少，衄血吐血不止。

【出处】　勿误药室方函

大　神　汤

【组成】　茵陈　大黄　人参　栀子　茯苓　砂仁　黄芩　甘草

【主治】　治黄胖病。

【加减】　如不效加泽兰、干漆。

【出处】　竹田家方

黄胖奇方

【组成】　绿矾、大枣（霜）各 240 克　厚朴 140 克　白术 120 克　陈皮 120 克

【主治】　黄胖。

【用法】　上为末，1 日 3 次，食前服 9 克。

【出处】　青囊秘录

温　中　丸

【组成】　唐苍术 24 克　绿矾 15 克　铁砂 30 克　葛根、浮石各 15 克

【主治】　治黄胖如神。

【用法】　上 5 味为末糊丸。

【出处】　春林轩丸散方

黄 胖 丸

【组成】 葛粉、小麦各 60 克　铁砂、硫黄各 1.5 克
【主治】 治黄胖。
【出处】 福井大车传

针砂平胃丸（脾胃丸）

【组成】 平胃散 15 克　针砂 120 克　干漆 6 克　莎草 9 克
【主治】 治脾劳黄病。
【出处】 摘玄方

当 归 散

【组成】 芍药、茯苓各 12 克　桂枝、苍术、干姜、铁粉各 30 克
甘草 1.5 克　当归 45 克
【主治】 治内虚劳，状如黄胖，身体黄肿，短气急，虚里及心下动悸甚，头眩，瞤动振振。或产后去血过多及诸失血后，内虚悸动者。
【出处】 华冈青洲

19. 脘、腹痛

健 元 汤

【组成】 大黄、甘草、生姜、石膏各 30 克
【主治】 治胃脘痛。
【用法】 上 4 味水煎温服。
【出处】 金兰方

清热解郁汤

【组成】 丹皮 7.5 克　川芎、枳壳各 3 克　苍术、黄连各 2.1 克
陈皮、干姜（炒）各 1.5 克　甘草 1 克

【主治】 心痛即胃脘痛也，多由气郁日久，蕴积化热而作痛。

【用法】 入姜煎服，服后戒食半日，或加香附亦可。

【出处】 医疗众方规矩

蟠 葱 散

【组成】 茯苓、莪术、三棱、青皮、甘草、砂仁、槟榔、延胡索、苍术、肉桂、干姜各等分　葱1根

【主治】 脾胃虚冷之心腹胁肋痛。

【用法】 水煎服。

【加减】 虚寒甚加吴萸、木香。

【出处】 医疗众方规矩

意 表 汤

【组成】 郁金　木通　甘草　橘皮　香附

【主治】 宿食腹痛及症疝诸痛。

【用法】 水煎温服。

【出处】 校正方舆輗

速效养命丸

【组成】 杨梅皮60克　三棱　白术　干姜　细辛　胡黄连　胡椒　陈皮　莪术60克

【主治】 治一切腹痛者。

【用法】 上9味为末糊丸，泔汤加盐少许送下。

【出处】 春林轩丸散方

自得痰痛方

【组成】 半夏　茯苓　陈皮　自芥子　缩砂仁　木香　茴香　酒炒黄芩　枳实　当归　香附子　甘草

【主治】 治痰滞之身痛、胸胁痛、腹痛、脊中痛等。

【用法】 生姜煎服。

【出处】 当壮庵家方口解

自得血痛方

【组成】 桃仁　枳壳　肉桂　茯苓　红花　甘草
【主治】 因血滞而腹痛者。
【加减】 痛甚者，加大黄。腹痛延绵不止者，合平胃散用之。
【出处】 当壮庵家方口解。

腹 痛 秘 方

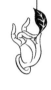

【组成】 小麦秆（去节）
【主治】 腹痛。用苦辛酸甘之药而呕吐不止者，用之亦妙。
【用法】 上药烧黑，去火毒。用时，入茶袋淋出用之。
【出处】 当壮庵家方口解

征 虫 丸

【组成】 胡黄连、苦参各30克　杨梅皮60克　木香　黄连6克
黄柏30克
【主治】 治诸腹痛，疗食伤。
【制法】 上药以百草霜、粳米丸梧桐子大。
【出处】 养寿院法印道作

龙 生 丸

【组成】 石硫黄18克　胡椒6克
【主治】 治痛厥冷，及伤寒霍乱吐泻。
【用法】 上2味极末糊丸，黄丹为衣，每五七丸，白汤送下。
【出处】 奥村良筑

曼 倩 汤

【组成】 柴胡　白芍　枳壳　甘草　吴茱萸　牡蛎
【主治】 治陈久腹痛发作，澼囊嘈杂吐食者。
【出处】 勿误药室方函

20. 梅核气、噎膈、反胃

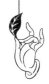

梅核气妙方

【组成】　半夏　厚朴　茯苓　生姜　干苏叶　海浮石
【主治】　梅核气。
【用法】　煎汤服。
【出处】　时还读我书

噎　膈　妙　方

【组成】　大蒜 240 克　白糖 45 克　好酒 300 毫升
【主治】　治噎膈颇奇。
【用法】　先锉大蒜为末，用酒煮熟，再加白糖作膏服之。
【出处】　金鸡医谈

半夏厚朴加浮石汤

【组成】　半夏　厚朴　茯苓　苏叶　生姜　海浮石
【主治】　治梅核气有奇效。
【出处】　时还读我书

利　膈　汤

【组成】　半夏 6 克　栀子、附子各 3 克　甘草小　生姜 3 片
【主治】　治膈噎妙。
【用法】　上 5 味水煎服。
【出处】　医方问余

治瘀血噎塞方

【组成】　桃仁　大黄　枳实　甘草
【主治】　治瘀血在胸噎塞，时时大便黑精。
【用法】　水煎服。

【出处】　壮尾春圃

利 膈 汤

【组成】　半夏　附子　栀子

【主治】　七情气与邪气相结咽喉之间，噎饮曰噎；结胸膈，饮食留膈不下曰膈，膈犹可治，早治效佳。

【加减】　加干姜甘草汤更佳。

【出处】　名古屋玄医

破 棺 汤

【组成】　桃仁　杏仁　桑白皮

【主治】　治膈噎。

【出处】　本朝经验

治膈噎奇方

【组成】　蚯蚓

【主治】　膈噎。

【用法】　上药阴干，随症加入本剂即可。

【出处】　熊谷氏传

膈噎一奇方

【组成】　蚯蚓肠泥 30 克　木香 6 克　将军 30 克

【主治】　膈噎。

【用法】　上 3 味为末，每服 1.5 克，长流水送下。

【出处】　青囊秘录

乌 神 散

【组成】　河豚（去肠胃，以红花填满，为黑，烧）1 尾

【主治】　嗝噎食不可。

【用法】　白汤送下。

【出处】　寄奇方记

生津补血汤

【组成】　当归、芍药、生地、熟地、茯苓各 3 克　枳实、陈皮、黄连、苏子、贝母各 2.1 克　砂仁、沉香各 1.5 克

【主治】　年少之人患噎膈者，胃脘血燥不润，故硬结食不下。

【用法】　上入姜枣水煎，用竹汤磨沉香服。

【出处】　医疗众方规矩大成

膈　噎　方

【组成】　蚯蚓（阴干）

【主治】　加上药于本方中。

【出处】　熊谷氏传

治 膈 噎 方

【组成】　蚯蚓泥 30 克　木香 6 克　大黄 30 克

【用法】　上药为末，每服 1.5 克，长流水送下。

【出处】　青囊秘录

治 反 胃 方

【组成】　薰陆① 30 克　大黄、雄黄、月月红各 9 克　附子 24 克　巴豆、生生乳②各 3 克

【用法】　上药糊丸，朱砂为衣，每服 3 克。

【出处】　山胁东洋

噎膈反胃方

【组成】　硇砂（用水和荞麦面煅焦，待冷，取中间之湿者，焙干，3 克）6 克　槟榔 6 克

【主治】　噎膈反胃。

---

①薰陆：指薰陆香，下同。

②生生乳：即粉霜。是由轻粉（水银粉）炼制而成，有毒。

【用法】　入丁香 3 个研白，每服 0.2 克，用烧酒送下。日服 3 次，至愈乃已。后吃白粥半月，仍助胃之药。

【出处】　医方启蒙

反 胃 奇 方

【组成】　薰陆 30 克　大黄 6 克　雄黄 9 克　巴豆 4.5 克　月月红 9 克　附子 24 克　生生乳 3 克

【主治】　反胃。

【用法】　上糊丸，朱砂为衣，每服 3 克。

【出处】　山胁东洋

安 中 散

【组成】　延胡索　良姜　缩砂仁　茴香　桂枝　牡蛎　甘草

【主治】　治远年近日脾痛反胃，口吐酸水，寒邪之气流滞于内，停滞不消，胀满，攻刺腹胁，及妇人血气刺痛。

【出处】　勿误药室方函

21. 嗳气、吞酸

清郁豁痰汤

【组成】　陈皮　半夏　茯苓　黄连　丹皮　苍术　川芎　香附砂仁　神曲　山楂　蜜　甘草

【主治】　嗳气吞酸，乃胃中有热，膈上有痰也。并治呕吐清水。

【用法】　上入姜煎服。

【出处】　医疗众方规矩大成

吐 酸 秘 方

【组成】　陈廪米

【主治】　吐酸诸治无效，经数年者。

【用法】　禁食一切膏粱甘味、鱼肉，只取陈廪米六七年以上者，每日以 375～500 克为限，爨为软饮，搏为薄搏饭，烘火作黄色，盛碗，用茶或汤浇，用箸细搅，稍加盐，作 3 次服之。如此行戒经 1 年，宿疾必治。

【出处】　病家须知

22. 呃逆、呕吐

治呃逆一方

【组成】　半夏　粳米　竹茹　茯苓　胡椒　干姜
【主治】　治呃逆。
【出处】　和田东郭

治 呃 逆 方

【组成】　牡蛎　甘草
【主治】　呃逆。
【用法】　散服。
【出处】　中神琴溪

宽　中　汤

【组成】　半夏　茯苓　厚朴　干姜　苏子　甘草
【主治】　腹满呕吐，呃逆。
【出处】　和田东郭

逍遥加味方

【组成】　当归 3.5 克　白芍（酒浸一宿）、柴胡、白术、白茯苓各 3 克　甘草 1.5 克　山栀子　砂仁　连翘
【主治】　呕吐用诸药方无效时。
【按语】　香月牛山曰：（用上方以）缓肝经，则脾胃平和而呕吐止，此秘方也。总之，治呕吐药，加连翘于一切药方中，乃家传之秘也。

【出处】　牛山活套

白 梅 花 散

【组成】　白梅花
【主治】　善治呕吐。
【按语】　铷金鸡曰：盖先哲所未尝言者，余屡用之而奏效。
【出处】　金鸡医谈

参 半 汤

【组成】　半夏　人参　甘草　干姜
【主治】　呕吐。
【出处】　香川修德

23. 伤 食

香砂二陈汤

【组成】　陈皮、香附子各0.5克　茯苓0.3克　半夏、砂仁、神
曲、甘草各1.8克
【主治】　伤于生冷瓜果、海味鱼腥一切害物，胸中痞满。
【用法】　上药入姜煎服。
【出处】　医疗众方规矩

香砂平胃散

【组成】　香附子、苍术、陈皮各0.3克　枳壳、藿香各24克
砂仁2.1克　木香、甘草各1.5克
【主治】　宿食不消，不思饮食甚者，脾胃之伤也。
【用法】　上药入姜煎服。
【加减】　肉食化者，加草果、山楂；米粉面食不化者，加神曲、
芽；生冷瓜果不化者，加香附子、青皮；饮酒伤者，加黄连、乌梅、
葛根；吐泻不止则去枳壳，加茯苓、白术、半夏、乌梅。

【出处】　医疗众方规矩

延寿院不食方

【组成】　薏苡仁　百合　麦门冬　香附子　当归　柴胡　牡丹皮　槟榔　阿胶　生姜皮

【主治】　不食米谷者。亦适用于噎膈反胃。

【用法】　水煎温服。

【出处】　丛桂家方口解

三　味　汤

【组成】　藿香　益智仁　木香

【主治】　治伤食腹痛，吞酸不吐不泻。

【出处】　本朝经验

火　郁　汤

【组成】　升麻、葛根、芍药、柴胡各 30 克　防风、甘草各 15 克

【主治】　治饮食郁火，因内伤生冷，饮食不化，四肢热如燎者，亦如妇人深热带下。

【用法】　水煎温服。

【加减】　内热盛者加黄芩、黄连。

【出处】　丛桂家方口解

24. 腹泻、痢疾

七味白术散

【组成】　人参　白术　茯苓　藿香　葛根　木香　甘草

【主治】　治脾胃久虚，呕吐泄泻，乳食不进。

【出处】　勿误药室方函

七 成 汤

【组成】　人参　附子　茯苓　甘草　五味子　破故纸

【主治】　治病愈后，脉迟细而弱，每至黎明或夜半后，便作泄泻。

【出处】　勿误药室方函

良 姜 汤

【组成】　良姜　木香　槟榔　茯苓　人参　肉豆蔻　吴茱萸　陈皮　缩砂仁　干姜

【主治】　治肠胃受风，久为飧泄，下利呕逆，腹内痛疠痛。

【出处】　勿误药室方函

治五更泻方

【组成】　五味子　吴茱萸

【主治】　五更泻。

【出处】　生生堂中神家方书

治泻泄方

【组成】　矾石　白术

【主治】　泄泻。

【用法】　上2味为丸服。

【出处】　生生堂中神家方书

自得六君子久泻加减方

【组成】　半夏　陈皮　人参　茯苓　白术　炙甘草　莲肉　山药　丁子　木香

【主治】　久泻及小儿疳泻，日久不调者。

【出处】　当壮庵家方口解

行和芍药汤

【组成】　芍药0.3克　当归、黄连、黄芩各0.3克　大黄2.1克

槟榔、蜜、肉桂各 1.5 克

【主治】　痢疾初起，下赤白，积滞不行，里急后重，通后小腹痛。

【用法】　上药水煎，空腹服。

【加减】　后重甚者，倍大黄，加芒硝 0.3 克；有痞而气不通者，加枳实 0.3 克；脏毒下血者，加黄柏 0.3 克。

【出处】　医疗众方规矩

调 和 饮

【组成】　芍药 0.3 克　当归 0.5 克　川芎、黄连、黄芩、桃仁各 0.3 克　升麻少

【主治】　治红白痢疾。下痢稍日久者，宜调和其内。

【用法】　上药水煎，空腹服。

【加减】　下痢白者，加吴茱萸 0.3 克。

【出处】　医疗众方规矩

和 中 汤

【组成】　芍药（大）　厚朴、枳壳、青皮、藿香（各中）　砂仁、蜜、干姜（各少）　甘草（少）

【主治】　痢疾百药无效者，脾胃衰弱也，下如酱油，脉弦数，或先下色白，后下血者。

【用法】　水煎服。

【出处】　医疗众方规矩

治痢奇方（一）

【组成】　芍药 1 克　当归、川芎各 0.6 克　槟榔、蜜各 0.3 克　升麻 2.1 克

【主治】　服和中汤无效者，用之必有奇效。

【用法】　水煎服。

【出处】　东井曳

治痢奇方（二）

【组成】　黄连、莲肉各 1.5 克
【主治】　噤口痢水药共不入口，难如何者。
【用法】　上 2 味为散。
【出处】　春林轩撮要方筌

治里急后重奇方

【组成】　没药、阿胶各 30 克　大黄 9 克
【主治】　治里急后重甚者。
【用法】　上 3 味为末糊丸。
【出处】　春林轩撮要方筌

止痢贴脐方

【组成】　鲋鱼
【主治】　噤口痢不能纳药汤者。
【用法】　将鲋鱼捣为泥，和以吴茱萸、麝香少许，贴脐中即见效。
【出处】　先哲医话

加味升阳除湿汤

【组成】　防风　芍药　茯苓　葛根　甘草　苏叶　山楂子　独活　木香　干姜　桂枝　生姜
【主治】　治下利，大便里急后重，数至厕而不能便，不拘赤白脓血。
【蘖忌】　慎勿利之，升其阳则阴火自退
【出处】　勿误药室方函

加味小柴胡汤

【组成】　柴胡　黄芩　人参　半夏　炙甘草　生姜　大枣　竹茹　麦冬　黄连　滑石　茯苓
【主治】　治暑疫挟热痢。
【出处】　本朝老医传

逆　挽　汤

【组成】　桂枝　人参　枳实　茯苓
【主治】　治一二日微热，泄泻数十行而后带血，里急后重。
【出处】　名古屋玄医

如神丸（调痢丸）

【组成】　阿片 3 克　黄柏、黄连、葛粉、乳香、没药各 1.5 克
沉香 0.9 克
【主治】　治痢。
【出处】　栗山方函

忠　邦　家　方

【组成】　牛扁 9 克　地榆、黄芩各 6 克
【主治】　治下痢日多，赤痢、白痢痛不可忍。
【用法】　上 3 味水煎服。
【出处】　金兰方

太　神　家　方

【组成】　牛扁 9 克　甘草　接骨木叶（切）2 握
【主治】　治赤白痢疾发热，及时行瘟疫噤口者。
【制法】　上 3 味㕮咀，水煎或为丸。
【出处】　金兰方

金鲤治痢方

【组成】　金鲤鱼（鲱鲤）
【主治】　噤口痢粒米不入口者。
【用法】　上药以豆酱汤煮食，有奇效。
【出处】　时还读我书

四苓散加车前方

【组成】　茯苓　泽泻　白术　猪苓　车前子

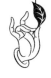

【主治】 治妇人下痢不止，多有奇效。

【出处】 橘窗书影

胡椒硫粉丸

【组成】 胡椒、硫黄、淀粉各等分

【主治】 治下痢腹痛、受湿等甚佳。

【用法】 上药制丸，如清心丹大，约投 30 粒。

【出处】 温知医谈。

25. 霍　　乱

国宝实中汤

【组成】 附子　甘草　蓼叶　枇杷叶　干姜

【主治】 治霍乱及一切吐泻烦渴。

【制法】 上 5 味㕮咀水煎。

【出处】 金兰方

澄　凉　丸

【组成】 硫黄 9 克　胡椒 12 克　寒晒粉 9 克

【主治】 治腹痛霍乱诸证。

【出处】 勿误药室方函

26. 虫　　证

野　蚕　汤

【组成】 蚕蜕　大黄　鹬鸪菜　忍冬　石菖蒲　红花　石苷
甘草

【主治】 治一切虫证。

【出处】 村上氏方

退 虫 丸

【组成】 香附子 900 克　黄柏 600 克　胡黄连 300 克　青木香
150 克
【主治】 虫积腹痛而好苦者。痢病腹痛用之亦妙。
【出处】 当壮庵家方口解

德本蠲虫丸

【组成】 海人草 60 克　大黄、鹤虱、槟榔、蜀椒各 3 克　白矾、
甘草各 15 克　牡蛎 3 克
【主治】 虫证。
【用法】 上 8 味为末糊丸。
【出处】 永田德本

三 灵 汤

【组成】 莎草　红花　槟榔
【主治】 治虫积呕吐者，并治噤口痢，霍乱，上吐下泻，恶心
危急者。
【出处】 本朝经验

七 气 饮

【组成】 莪术　青皮　三棱　木香　桂枝　莎草　良姜　橘皮
川芎
【主治】 治虫积，脐下痛，足冷。
【出处】 冈本玄治

椒 梅 丸

【组成】 蜀椒、乌梅各等分
【主治】 治虫癖，心腹疞痛，呕吐，食不能下。
【出处】 栎窗

鹧鸪菜丸

【组成】　鹧鸪菜 3 克　大黄 2.4 克　甘草 1.5 克
【主治】　治蛔虫。
【出处】　本朝经验

七味鹧鸪菜汤

【组成】　黄连　桂枝　半夏　大黄　甘草　鹧鸪菜　干姜
【主治】　治呕吐、腹痛属蛔者。
【出处】　勿误药室方函

鹧鸪菜汤

【组成】　鹧鸪菜 6 克　大黄、苦楝皮、蒲黄各 0.6 克
【主治】　治蛔虫之圣药。
【用法】　4 味以水 150 毫升，煮取 100 毫升，空心顿服，日一夜一，芽儿只宜轻剂。
【出处】　校正方舆輗

椒 梅 汤

【组成】　乌梅　蜀椒
【主治】　诸虫作痛，口中清涎流出，汤饮不进，危在旦夕者。
【用法】　加生姜煎服。
【出处】　校正方舆輗

清肌安蛔汤

【组成】　柴胡　黄芩　人参　半夏　甘草　生姜　鹧鸪菜　麦冬
【主治】　治寒热往来，肌肤枯燥，似疟如劳。
【出处】　蔓难录

杀 虫 丸

【组成】　乌头、蜀椒各等分

【主治】　疗蛔虫。

【用法】　上 2 味为末，治下筛，粳米丸梧子大，白汤饮下 20 丸，加至 40～50 丸。

【出处】　养寿院方。

治 蛔 妙 方

【组成】　桃叶

【主治】　善能下蛔虫。

【用法】　将桃叶擂碎，加水调和饮之。

【出处】　蕉窗杂话。

删繁净府汤

【组成】　柴胡　黄芩　半夏　茯苓　莪术　山楂子　泽泻甘草

【主治】　治蛔，心腹胀痛者。

【出处】　蔓难录

治寸白虫神验方

【组成】　鱿鱼干 1 枚　木香、槟榔子各 3 克

【主治】　治寸白虫（绦虫）。

【用法】　先将鱼干烧香，全食完，若齿恶者，只嚼吸其汁，吐出其滓亦可。后用木香、槟榔为末，用白汤送下。

【出处】　方伎杂志

寸白虫神验方

【组成】　干鲞鱼（即鱿鱼干）1 枚

【主治】　下寸白虫神验。

【用法】　上药烧香，全食完。若齿恶者，只嚼其汁，吐出其渣亦可。后用木香、槟榔子各 3 克，为末，用白汤送下，则虫必下。

【出处】　全九集

27. 郁证、胁痛

木香调气散

【组成】　乌药、香附、枳壳、青皮、厚朴、陈皮、川芎、苍术各 3 克　蜜（另）、砂仁各 1.5 克　肉楂、甘草各 0.9 克

【主治】　气郁。其症腹胁胀满，刺痛不舒，脉沉。

【用法】　入生姜煎，磨木香服。

【出处】　医疗众方规矩大成

胁痛神效方

【组成】　黄连　吴萸　钩藤钩

【主治】　治胁痛甚者。

【出处】　牛山活套

28. 黄　　疸

猪 膏 发 煎

【组成】　猪膏 250 克　乱发（如鸡子大）3 枚

【主治】　治诸黄。

【用法】　上 2 味，和膏中煎之，发消药成，分再发，病自小便出。

【出处】　校正方舆輗

治 黄 疸 方

【组成】　石菖蒲根、莽草①（阴干）各 2.1 克

【主治】　黄疸。

---

①莽草：楢科植物，楢的树皮、叶和果实。

【用法】　上 2 味，以水 200 毫升，煮取 100 毫升。

【出处】　花井仙藏

黄　疸　方

【组成】　白术　茯苓　山栀子　茵陈蒿　黄连　泽泻　香附子

【主治】　湿热郁滞之黄疸。

【出处】　延寿院

威　严　丸

【组成】　大黄 90 克　葶苈 60 克　甘遂 30 克

【主治】　治黄疸。

【用法】　上 3 味为末，和蜜，丸如梧桐子大，每服 10 丸，日三，病瘥止。

【出处】　金兰方

治 发 黄 方

【组成】　大黄 90 克　黄柏、麴衣各 60 克　黄芩 70 克　黄连 30 克

【主治】　治湿热发黄，目黄，甚至浑身俱黄，小便不利，不能饮食者。

【用法】　上 5 味为末，蜜丸如梧桐子大，先食服 3 丸，日三。不知，至 5 丸。

【出处】　金兰方

急　化　丸

【组成】　槟榔子、黑丑各 30 克　大黄、绿矾各 60 克　茵陈 90 克

【主治】　治发黄身口俱发，大便结实。

【制法】　上 5 味，治，下筛，以荞麦糊为丸。

【出处】　金兰方

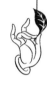

29. 痞满、腹胀

大 簇 丸

【组成】　大黄 30 克　黄芩、人参各 15 克
【主治】　治心下痞鞕，不大便者。
【用法】　上 3 味，为末糊丸。
【出处】　春林轩丸散方

仲 吕 丸

【组成】　大黄、黑牵牛子各 18 克　甘遂 9 克
【主治】　治心下硬满，小便不利，四肢疼痛，大便不通，或身体肿痛，或腰间挛痛，或阴囊肿引少腹痛者。
【用法】　上 3 味为末糊丸。
【出处】　春林轩丸散方

即 功 丸

【组成】　百药 150 克　山楂 6 克　鸡舌 6 克　甘草 1.5 克
【主治】　疗气倦胸塞。
【用法】　上药治下筛，粳米丸，金衣为雅也。
【出处】　养寿院方

三 脘 汤

【组成】　大腹皮　苏叶　独活　沉香　木瓜　川芎　苍术　木香　甘草　槟榔　橘皮
【主治】　治三焦气逆，解大便秘滞，胸胁满胀。
【出处】　传家秘宝

顺 气 剂

【组成】　茯苓　半夏　枳实　厚朴　生姜　甘草

【主治】　治痞满，大便不通。

【出处】　香川修德

承　气　丸

【组成】　大黄 24 克　硝石 36 克

【主治】　治腹满坚块，大便不能者。

【出处】　吉益东洞

平　肝　饮

【组成】　柴胡　芍药　莎草　青皮　鳖甲　槟榔　莪术　吴茱萸　甘草

【主治】　治左胁下痞满，宗筋怒胀不快。

【出处】　栎窗

沉　香　饮

【组成】　沉香　木香　萝卜子　枳实

【主治】　治腹胀气喘，坐卧不得。

【出处】　勿误药室方函

30. 积聚、癥瘕

黑　丸　子

【组成】　黄连 15 克　合欢木霜 12 克　沉香 6 克　木香 3 克　熊胆 6 克

【主治】　治积聚，心腹痛，疝气，虫痛，郁气，伤食呕吐，恶心噫气，癫痫等证。

【制法】　糊丸，熊胆为衣。

【出处】　后藤艮山

蓖蒻熨

【组成】　桂枝　茴香　当归　甘草
【主治】　治积聚，疝气，肠痈，痛诸急痛。
【制法】　上药共蓖蒻煮。
【用法】　以蓖蒻熨患处。
【加减】　寒痛加乌头。
【出处】　浅田宗伯

莎芐炼

【组成】　当归 30 克　川芎 3 克　芍药、地黄、莎草各 30 克　甘草 15 克
【主治】　治积气血奇方。
【出处】　和田东郭

解劳散

【组成】　甘草　干姜　生附子　鳖甲　茯苓
【主治】　治劳，积气坚硬，噎塞胸胁，引背彻痛。
【出处】　勿误药室方函

三物金铃丸

【组成】　元胡、金铃子肉各 9 克　大茴香 6 克
【主治】　治一切疝痛，冷结气痛。
【用法】　上 3 味为散。粳米饮丸梧子大，每服 20 丸，加至 50 丸，食前白汤下。
【出处】　方函

夷则丸

【组成】　大黄、赤石脂、浮石、桃仁各 12 克　硝石 18 克
【主治】　治腹中有坚块，经水不利，或腹张如鼓，有青筋者。
【用法】　上 5 味为末糊丸。
【出处】　春林轩丸散方

良 积 汤

【组成】 茯苓 桂枝 甘草 大枣 良姜 枳实
【主治】 治块痛在右者。
【用法】 痛在左者去良姜，加吴茱萸。
【出处】 疗治大药

31. 头 痛

治头痛一方

【组成】 黄芩 黄连 大黄 半夏 枳实 干姜 吴茱萸 甘草
【主治】 头痛。
【出处】 和田东郭

芎芷香苏散

【组成】 香附 紫苏 陈皮 甘草 川芎 白芷
【主治】 气郁头痛。
【用法】 上入姜、葱，水煎服。
【出处】 医疗众方规矩大成

驱风触痛汤

【组成】 麦冬 3 克　黄芩、羌活、独活、防风、苍术各 3 克　蔓荆子 2.4 克　藁本 1.5 克　细辛、甘草各 0.9 克
【主治】 诸般头痛。
【用法】 上药入姜煎服。
【加减】 左边痛者，加柴胡、生地各 3 克，红花、龙胆各 2.1 克。右边痛者，加黄芪 6 克，葛根 2.4 克。前额痛，或眉棱骨痛甚者，为食积痰壅，加天麻 1.5 克，半夏、山楂、枳壳各 3 克。当头顶而痛者，加大黄 3 克，藁本 1.5 克。风入脑髓而痛者，加荆芥、瓜蒂各 3

克。气血两虚而自汗者，加黄芪 4.5 克，人参、白术、生地各 3 克。

【出处】 医疗众方规矩大成

菊花茶调散

【组成】 川芎、荆芥各 60 克　薄荷、香附各 120 克　羌活、白芷、甘草各 30 克　防风、细茶各 2.1 克　菊花　细辛　僵蚕　蝉蜕

【主治】 治冒风头痛及妇人血风头痛甚妙。

【出处】 医疗众方规矩大成

治 头 痛 方

【组成】 瓜蒂 1.8 克　朱砂 1.2 克

【用法】 上 2 味为末，吹鼻中。

【出处】 疡科琐言

头痛玄治方

【组成】 半夏　天南星　黄芩　山栀子　天麻　人参　甘草

【主治】 痰火头痛及痰湿头痛之久者。

【出处】 冈本玄治

热头痛玄治方

【组成】 牛蒡子（微炒）　荆芥　甘草　薄荷　川芎　石膏

【主治】 治热病头痛，口渴者。

【出处】 冈本玄治

治头痛奇方

【组成】 羌活、柴胡、半夏、生地、陈皮、川芎、当归、香附、黄芩、甘草各等分

【主治】 治天将雨则头痛恶心。

【用法】 上 10 味水煎服。

【出处】 春林轩撮要方筌

治头痛妙方

【组成】　薄荷　石菖蒲　葛粉　川芎　白芷
【主治】　头痛。治常患头风者尤妙。
【用法】　5味细研，用蜜炼和服之。
【出处】　先哲医话

真头痛奇方

【组成】　芒硝　朱砂　黄连　白芷
【主治】　真头痛。
【用法】　上为末，白汤送下。
【出处】　青囊秘录

治真头痛方

【组成】　黄芩　黄连　黄柏　铁砂　石菖蒲根　乳香　朱砂
【主治】　真头痛。
【用法】　上药为末，白汤送下。
【出处】　青囊秘录

贴头痛方

【组成】　杨梅皮
【主治】　头痛。
【用法】　上为散，和糊贴额上。
【出处】　五原甚五郎

加味逍遥散

【组成】　当归4克　白芍（酒浸一宿）、柴胡（酒浸一宿）、白术、白茯苓各3克　甘草1.5克　煨姜　牡丹皮　山栀子
【主治】　头痛服诸药不效者。
【用法】　服上方缓其肝经，则其效如神，后服六味地黄丸生肾水，甚有效。
【出处】　牛山活套

32. 眩晕，厥证

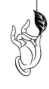

酽醋止晕方

【组成】 酽醋。

【主治】 乘舟舆有眩晕头痛，恶心呕吐者。

【用法】 使饮酽醋，或用涂口鼻，或以嗅亦佳。

【出处】 病家须知

加味四君子汤

【组成】 人参、白术、茯苓、黄芪、当归、川芎、陈皮、半夏、桔梗、白芷、天麻各等分　甘草少　姜枣

【主治】 气虚痰湿头眩之症。

【用法】 水煎服。

【出处】 医疗众方规矩大成

联　珠　饮

【组成】 茯苓　桂枝　白术　甘草　川芎　白芍　当归　生地

【主治】 治血虚眩晕，心下逆满，发热自汗，妇人百病

【出处】 本间枣轩

清晕化痰汤

【组成】 陈皮、半夏、茯苓各0.5克　枳实0.3克　黄芩、川芎各2.4克　白芷、羌活各2.1克　天南星、防风、细辛各1.8克　甘草0.9克

【主治】 治诸般眩晕。

【用法】 上入姜煎服。

【加减】 气虚加白术0.3克，人参2.1克；血虚倍川芎，加当归；有热加黄连1.8克。

【出处】 医疗众方规矩大成

加味二陈汤

【组成】　陈皮、半夏、茯苓、当归、枳实、桔梗、杏仁各 0.3 克　良香、砂仁各 2.1 克　蜜、肉桂、甘草各 0.9 克

【主治】　治痰厥晕倒。

【用法】　上药入姜煎服。

【加减】　气逆加苏子，元气虚弱去枳实。

【出处】　医疗众方规矩大成

家方心连散

【组成】　香附子、紫檀、人参各 72 克　郁金、甘草各 18 克　胡椒 24 克　白檀 42 克

【主治】　治一切晕倒，及金创出血目眩者，产前后皆主之。

【用法】　上 7 味细末，蜜炼。以白汤或冷水送下。

【出处】　春林轩丸散方

青州黄龙散

【组成】　白术、干姜各 15 克　胡椒 6 克　黄柏 9 克　粳米 60 克

【主治】　治中暑霍乱吐泻，或腹痛，或眩晕者。

【用法】　上 5 味为末，热汤冷水送下。

【出处】　春林轩丸散方

化 龙 汤

【组成】　天麻、天南星、芍药、半夏、甘草各等分

【主治】　治中寒厥倒或食厥者。

【用法】　上㕮咀，水煎温服。

【出处】　金兰方

天 造 神 方

【组成】　生地黄、当归、天南星各 15 克　朱砂 0.5 克

【主治】　治血虚眩晕，卒倒不可艾灸。

【用法】　上 4 味水煎，去滓，入朱砂温服。

【出处】　金兰方

速 神 方

【组成】　黄芪　人参6克　附子7.5克　生姜、腰金紫、甘草各3.5克
【主治】　治气虚卒倒，忽为角弓者。
【用法】　上6味，水煎温服之。
【出处】　金兰方

人 连 汤

【组成】　香附、紫檀、人参各60克　郁金、甘草各18克　胡椒24克　白檀36克　或加丁香
【主治】　治一切晕倒。
【用法】　上7味为末，白汤或冷水送下，或炼蜜。
【出处】　外科神书

参 熊 汤

【组成】　人参、黄连　熊胆
【主治】　治卒倒不知人事，胸心间窒，大烦满者。
【出处】　松原庆辅

熊参丸（立命丸）

【组成】　熊胆、人参各等分
【功效】　开胸膈，救猝死。
【主治】　治猝死。
【出处】　松原庆辅

33. 风痱失语

神授英明饮

【组成】　竹沥500毫升　生葛根60克　生姜汁150毫升

【主治】　治风痱，可见卒不能语言口噤，手足不遂而强直。

【用法】　上3味相和，温暖，分3服，平旦、日晡、夜一服讫。觉四体有异似好，次进后汤方：竹沥500毫升，防己、川芎、附子、人参各12克，生葛汁250毫升，芍药、黄芩、甘草、桂心、生姜各12克，羚羊角6克，石膏18克，杏仁、麻黄、防风各4.5克。

上16味㕮咀，以水500毫升煮减半，内沥煮取750毫升，分3服取汗。间5日，更服1剂，频与3剂，渐觉少损，仍进后药：竹沥300毫升，防风、升麻、羚羊角、防己、桂心、川芎各6克，麻黄9克。

上8味㕮咀，以水2000毫升，合竹沥煮取750毫升，分3服，两日服1剂，常用加独活90克最佳，此方神良，频进3剂。

【出处】　金兰方

英　明　饮

【组成】　乌药、黄芪、当归、桂心、芍药、甘药、甘草各等分
【主治】　治风痱而年久不瘥者。
【用法】　上6味㕮咀，水煎温服。
【出处】　金兰方

长圆满寿方

【组成】　黄芪、芍药、荆芥、红花各6克　附子、生姜、桑白皮、桑花各3.5克
【主治】　治风痱症后，有高寿神方。
【制法】　上8味以长流水500毫升，煮减半。
【出处】　金兰方

34. 痉　病

犀角大黄汤

【组成】　犀角　大黄　川芎　石膏　牛黄　竹叶

【主治】　治刚痉，壮热头痛，筋脉不能舒展。

【出处】　勿误药室方函

甘菊花散

【组成】　甘菊花、秦艽、人参各 60 克　茵芋 22.5 克　防风、石斛、山茱萸、桂心各 45 克　附子、细辛、当归、五味子、甘草、白术、干姜、白鲜皮各 25 克　天雄、远志、麻黄各 30 克

【主治】　治言语错乱，半身不遂，作善作悲，角弓反张，皮肤风。并治风无新久。

【用法】　上 19 味，治下筛，酒服 10 克，日再，渐渐加至 20 克。

【出处】　金兰方

治柔痉方

【组成】　人参、黄芪、白术、当归、川芎、栀子、柴胡、天麻、半夏、甘草各等分

【用法】　上 10 味水煎服。

【出处】　春林轩撮要方筌

归 荆 汤

【组成】　当归　荆芥

【主治】　治风痉昏迷，吐沫抽掣，背脊强直，产后痉等均通用。

【用法】　酒水各半煎服。

【出处】　勿误药室方函

35. 中 风

八物二陈汤

【组成】　人参、白术、茯苓、川芎、芍药、地黄各 3 克　甘草 1.5 克　当归 3 克　陈皮（去白）、半夏各 3 克　乌药　石菖蒲

【主治】　有中风之兆者，服之可免卒中风。

【用法】　加生姜大枣煎服。

【出处】　老人必用养草

十全大补加味汤

【组成】　人参、白术、茯苓、当归、川芎、地黄、芍药、黄芪、肉桂、甘草各等分

【主治】　有中风之先兆者。

【用法】　加姜枣煎服。

【出处】　老人必用养草

乌头桂枝加大黄棕叶汤

【组成】　乌头桂枝汤（乌头、桂枝、芍药、甘草、生姜、大枣）加大黄、棕榈叶

【主治】　中风初发，不论虚实，皆可用，有奇效。

【出处】　兰轩医谈

卒中风治方

【组成】　天南星　生姜汁

【主治】　卒中风。

【用法】　上药薄荷汤下。

【出处】　生生堂中神家方书

回　生　散

【组成】　蟾酥（生，酒煮，日干为末）、白刀豆（末）等分

【主治】　卒中风。

【用法】　12味散服。

【出处】　生生堂中神家方书

强　神　汤

【组成】　红花　僵蚕　棕榈叶　甘草

【主治】　治中风，口眼㖞斜，半身不遂，喜哈欠，流涎者。

【出处】　本朝经验

中风奇效方

【组成】　乌药、姜蚕、川楝、阿胶、甘草各 6 克　白芷 9 克

【主治】　治中风，七日之中用之有奇效。

【用法】　上 6 味，每服重 24 克，煎时加棕榈叶，以平素之饭碗入长流水 600 毫升，煎至 200 毫升，一次服尽。

【出处】　青囊秘录

蝮 蛇 酒

【组成】　蝮蛇、肉桂、牡丹、茴香、山椒（炒）各 9 克　僵蚕

【主治】　治中风。

【用法】　上 6 味锉，浸于生酒中，封覆瓶口，夏三日，冬七日，而漉去渣服之。

【出处】　青囊秘录

中风奇方

【组成】　棕榈叶 60 克　红花、僵蚕各 37.5 克　甘草 12 克

【用法】　上 4 味，以水 1000 毫升，煮取 500 毫升服，或分为七帖，四五日之内服完，必有效，或续命汤方内加用之可也。

【出处】　青囊秘录

36. 水湿、肿满

渗 湿 汤

【组成】　苍术、白术、茯苓各 45 克　陈皮、泽泻、猪苓各 30 克香附、川芎、砂仁、厚朴各 2.1 克　甘草 0.9 克

【主治】　治一切湿证。

【用法】　放入生姜、灯心，用水煎服。

【加减】　脾虚水肿，气急喘嗽者，去白术、甘草，加大腹皮、枳壳、蜜、紫苏、桑白皮、萝卜子。泄泻者，加肉豆蔻、诃子、乌

梅、干姜。呕哕者，去厚朴、香附、川芎，加山药、乌梅、煨干姜。

【出处】　医疗众方规矩大成

自得渗湿汤加减方

【组成】　苍术　白术　茯苓　陈皮　当归　芍药　牛膝　生地黄　黄芩　乳香　羌活　防风　缩砂仁　肉桂　木香　甘草

【主治】　感湿之诸症。

【加减】　寒湿者，去黄芩、生地黄，加熟附子。

【出处】　当壮庵家方口解

营 实 汤

【组成】　营实　大黄　甘草

【主治】　涤宿水。

【出处】　本朝经验

赤 小 豆 汤

【组成】　赤小豆

【主治】　治水气。

【用法】　上药研末，半炒半生，搅汤药用之。

【出处】　游相医话

胡瓜桃花汤

【组成】　胡瓜　白桃花

【主治】　治一切水气诸药不效者，有奇效。

【用法】　将胡瓜晒干为细末，用白桃花煎汤服下。

【出处】　温知医谈

肺 疳 方

【组成】　通草　半夏　槟榔　桔梗　木香　丁香　防己　猪苓　泽泻

【主治】　治胸水。

【出处】　提耳谈

太 乙 汤

【组成】 猪苓、李根皮、泽泻各 6 克

【主治】 治水病肿满，下部病。

【用法】 上 3 味㕮咀，水煎。

【出处】 金兰方

治一切水病方

【组成】 蒲公英、莱菔子、柳叶、榆叶各等分。

【主治】 治一切水病。

【用法】 上 4 味水煎之。

【出处】 金兰方

平 水 丸

【组成】 商陆 12 克　吴茱萸、芒硝、芫花各 9 克　甘遂 3 克

【主治】 治脚气肿满水肿，及下部疾。

【出处】 吉益为则十二律方

补中治湿汤

【组成】 人参、白术各 3.6 克　苍术、茯苓、陈皮、麦冬、当归、木通各 2.7 克　黄芩 1.8 克　厚朴、升麻各 0.9 克

【主治】 治肿胀。朝宽暮急者，血虚也；暮宽朝急者，气虚也；朝暮俱急者，气血俱虚，大法宜补中行湿，利小便。

【用法】 水煎服。

【出处】 医疗众方规矩

赤小豆药

【组成】 防己、桑白皮、茯苓（各大）　葶苈子（中）　杏仁（小）

【主治】 诸般水肿胀满，妇人胎水等。

【用法】 上 5 味，加生姜 15 克、生商陆 60 克，以水 700 毫升，煮取 300 毫升，去滓，以其汁煮烂赤小豆 300 克，汁尽为度，一日吃

尽，勿用盐味。

【出处】　校正方舆䡖

治水肿南涯方

【组成】　百部根 12 克　商陆、菟丝子、苍术各 6 克　接骨木叶 3 克

【主治】　诸般水肿胀满等症。

【用法】　上 5 味八袋中，同赤小豆 300 克，水 500 毫升，煮食小豆，有汁并服之。

【出处】　吉益南涯。

赤 小 豆 汤

【组成】　苍术、菟丝子、商陆各 12 克　接骨木叶 6 克　白茅根 2 克　赤小豆 300 克

【主治】　水肿。

【用法】　上 6 味入布袋中，以水 800 毫升，煮赤豆熟，去渣，食小豆。一日一剂，食三剂则治。

【出处】　吉益为则

桃　花　汤

【组成】　桃花　大黄

【主治】　治表水。

【用法】　上 2 味，营实水煎。

【出处】　吉益为则

治 水 肿 方

【组成】　牛蒡子（腊月掘取，不洗，烧存性）

【主治】　水肿。

【出处】　手冢良仙

禹 水 汤（一）

【组成】　赤小豆 4.5 克　大麦 15 克　地肤子 2.1 克　猪苓、泽

泻、茯苓各 1.2 克　牵牛子 0.6 克

【主治】　水肿。

【用法】　上 7 味，水煎温服。

【出处】　华冈青洲

神代水肿方

【组成】　茯苓、猪苓、泽泻、大麦、赤小豆、地肤子各等分　牵牛（中）

【主治】　水肿。

【出处】　寄奇方记

治 水 肿 方

【组成】　地肤子、大麦、小豆各中

【主治】　水肿。

【用法】　上药各别炒，合和调匀，更炒之。

【出处】　丛桂偶记

秘藏水肿方

【组成】　茯苓、猪苓、泽泻、大麦、赤小豆、地肤子各等分　牵牛子半分

【主治】　水肿。

【用法】　郁者加木香，上逆者加槟榔。

【出处】　丛桂偶记

分　消　汤

【组成】　白术、茯苓、猪苓、泽泻、大腹皮各大　橘皮、厚朴、枳实、缩砂仁、香附子各中　蜜香、甘草各小　生姜中

【主治】　水肿心下痞硬，小便短少，大便秘硬。其肿按之凹陷，松手则渐复故。脉沉实。

【用法】　上以水 300 毫升煮取 200 毫升，去滓，分温两度服，昼夜用 3 剂。

【加减】　若胸中微有饮而微喘者，加苏子。水气上冲胁下者，

加吴茱萸。

【出处】 导水琐言

禹 水 汤（二）

【组成】 白术 茯苓 猪苓 羌活 泽泻 商陆 小麦 赤小豆 防风 橘皮 榧实（盐制）

【主治】 水肿。

【用法】 上 11 味同炒水煎。

【出处】 寄奇方记

嗅 药

【组成】 水银、锡各 3 克（以 2 味纳瓷器中烧之，凡七度） 沉香 9 克 丁香 3 克 薄荷 13.5 克 大枣 15 克 朱砂 3 克 川芎 9 克

【主治】 治水肿胀满，血块留饮，内障眼等，诸药难治者。

【治法】 炼蜜，分作 7 条，曝干。

【用法】 点火嗅之，日用 1 条。

【出处】 细矢有悦传

九味槟榔汤

【组成】 槟榔 大黄 厚朴 桂枝 橘皮 木香 苏叶 甘草 生姜

【主治】 治脚气肿满，短气，及心腹痞积，气血凝滞者。

【出处】 勿误药室方函

茯苓琥珀汤

【组成】 泽泻 茯苓 白术 桂枝 猪苓 琥珀 滑石 甘草

【主治】 治脐腹肿满，腰脚沉重，不得安卧，小便不利。

【出处】 勿误药室方函

郁 李 仁 汤

【组成】 郁李仁 苏子 防己 青皮 杏仁 茯苓 大黄 白桃花 生姜

【主治】 治面目手足浮肿，小便不利者。

【出处】 本朝经验

茵 荆 汤

【组成】 茵陈　荆芥　苍术　茯苓　猪苓　泽泻　蒲黄　铁楞

【主治】 治下血不止，身体萎黄或浮肿者。

【出处】 本朝经验

导滞通经汤

【组成】 木香　白术　桑白皮　橘皮　茯苓

【主治】 治脾湿有余，及气不宣通，面目手足浮肿。

【出处】 勿误药室方函

导水茯苓汤

【组成】 茯苓　麦冬　泽泻　苍术　桑白皮　苏叶　槟榔　木瓜

【主治】 治水肿，遍身如烂瓜，喘满不能转侧，溺出如割而绝少，虽有如黑豆汁者。

【出处】 勿误药室方函

三 圣 丸

【组成】 地黄、禹余粮各 90 克　针砂 150 克

【主治】 治水肿在虚实间者，或水气冲气道，或浮肿喘满，小便秘涩，气急烦躁者。

【用法】 用米醋 2000 毫升煮干，糊丸。

【出处】 和田东郭

牛 黄 散

【组成】 牵牛子、大黄各等分

【主治】 治水肿，又治风湿痛甚者。

【出处】 勿误药室方函

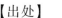

木香分气汤

【组成】　木香　茯苓　泽泻　半夏　枳实　苏子　槟榔　猪苓
【主治】　治气滞肿满，虚气上冲，神思不爽。
【出处】　勿误药室方函

37. 臌　　胀

桃　花　汤

【组成】　桃花　大黄
【主治】　治腹满水多者。并可解酒。
【出处】　松原庆辅

广术溃坚汤

【组成】　半夏2.1克　厚朴、当归、豆蔻、黄芩、益智仁、黄连各1.5克　柴胡、青皮、陈皮、神曲、泽泻、甘草各0.9克　莪术、升麻、红花、吴萸各0.6克
【主治】　治中满腹胀，内有积块如石，形如盘大，坐卧不安，二便涩滞，上气湍促，通身虚肿。
【用法】　入姜煎服。
【出处】　医疗众方规矩大成

变制心气饮

【组成】　桂枝　半夏　木通　桑白　槟榔　苏子　鳖甲　甘草　枳实　吴茱萸
【主治】　治水郁诸状，心下悸而又硬，胸胁痞满膨胀，四肢沉重，或解体，或微肿，或麻痹，或拘挛，腰脚引痛，肩背强急，或吞酸，或哕嗳，或小便难，心下满，或目下微肿，或额与目下其色黑，心志茫乎不乐，头痛目眩，不熟眠等症。
【加减】　气虚水势稍甚者加附子；心下水块殆成窟窠者加犀角。

【出处】 本朝经验

驿 亭 方

【组成】 厚朴 枳实 茯苓 附子 苍术 木通 甘草 当归 川芎 黄连 独活 红花 莎草

【主治】 水肿臌胀，妇人产后水肿及一切因瘀血发肿者。

【出处】 和田东部

行气补湿养血汤

【组成】 人参 苍术 茯苓 当归 芍药 川芎 木通 厚朴 大腹皮 萝卜子 海金沙 木香 橘皮 甘草 苏叶

【主治】 治气血虚弱，腹臌胀，浮肿。

【出处】 勿误药室方函

38. 淋 证

昭 阳 散

【组成】 发灰 1.5 克 合欢木、滑石各 9 克 阿胶、甘草各 3 克

【主治】 治诸淋。

【用法】 上药为末，用热汤送下。日服 3 克匙，7 日服尽，无不治者。

【出处】 金鸡医谈

治淋病奇效方

【组成】 发灰（用男女发毛各半，烧焦为灰） 琥珀（极上品者）

【主治】 治淋病痛奇效。

【用法】 上 2 味各半为细末，空心多服。痛烈淋痛，无不治者。

【出处】 疗治荣谈续编

治淋疾疼痛方

【组成】　木通草

【主治】　淋疾疼痛。

【用法】　上 1 味浓煎温服。

【出处】　关屋数右卫门

治淋病水泻汤

【组成】　蚯蚓（生干，大）　甘草（中）　蜂房（中）　萹蓄
（小）　车前子　大黄

【主治】　淋病水泻。

【出处】　寄奇方记

治淋疾奇方

【组成】　合欢木 7.5 克　大黄 1.5 克

【主治】　治一切淋病，通水道，阴茎疼痛，皆有速效。

【用法】　上 2 味入水 200 毫升，煮 100 毫升，温服。

【出处】　医疗众方规矩大成

治淋疾奇效散方

【组成】　滑石　大黄　甘草　阿胶

【主治】　一切淋病。

【用法】　上为细末，每服 9 克，白汤下，日二三次。

【出处】　医疗众方规矩大成

二　蛇　汤

【组成】　忍冬、当归、木通、牛膝、蝉蜕各 3 克　乌蛇、白蛇各
1.5 克　白麦 0.6 克　银花 3 克

【主治】　治血淋痛甚者。

【用法】　9 味水煎服。

【出处】　春林轩撮要方筌

石 淋 散

【组成】 浮石、阿胶各 3 克　木通、甘草各 15 克
【主治】 治淋疾。
【用法】 上 4 味水煎服。
【出处】 春林轩撮要方笺

牛 膝 散

【组成】 牛膝　车前
【主治】 治一切淋疾。
【用法】 上 2 味水煎温服。
【出处】 春林轩撮要方笺

通 草 汤

【组成】 通草、忍冬、川芎、滑石、泽泻、阿胶各 2.1 克　大黄 0.9 克　奇良（即茯苓，编者注）6 克　甘草 0.6 克
【主治】 治脓淋，小便赤涩，茎中疼痛者。
【用法】 上 9 味，以水 300 毫升，煮取 150 毫升，内胶烊消，分温三服。
【出处】 校正方舆𫐆

淋疾奇方

【组成】 阿胶 9 克　将军①6 克　天雄 3 克
【主治】 治淋疾之甚者。
【用法】 上 3 味，水煎服之。
【出处】 青囊秘录

淋家奇方

【组成】 乱发（入盐烧黑存性）1.5 克　没药、乳香、琥珀各

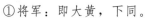

① 将军：即大黄，下同。

1.5 克　白砂糖 90 克

【主治】　淋证。

【用法】　上为末，三五日间，以白汤服尽。

【禁忌】　服药期间禁盐味。

【出处】　前田长庵

治淋奇方

【组成】　海金沙、滑石、甘草各等分

【主治】　淋证。

【用法】　上药为末，以麦门冬灯心汤送下。

【出处】　青囊秘录

刘寄奴汤

【组成】　山栀　黄柏　滑石　甘草　木通　刘寄奴（大）大黄

【主治】　淋病。

【出处】　中神琴溪

小柴胡加减方

【组成】　柴胡　半夏　人参　炙甘草　黄芩　龙胆　生地黄车前子　泽泻　木通

【主治】　治淋病必效，涩痛有热者亦效。

【用法】　加姜、枣煎服。

【出处】　半井家传

阿麻那丸

【组成】　虎杖、合欢木各 90 克　滑石 30 克　甘草 1.5 克

【主治】　理淋疾。

【用法】　上 4 味为末丸，每服 20 克，生姜汤饮下，日三。

【出处】　金兰方

治血淋蚯蚓方

【组成】　蚯蚓

【用法】　上1味酒煎。

【出处】　青囊秘录

血 淋 奇 方

【组成】　阿胶　川芎　露蜂房　桃仁　滑石　木通　归尾　红花　地黄　芍药

【主治】　血淋

【用法】　水煎温服。

【出处】　青囊秘录

39. 遗精、阳痿

奇 效 丸

【组成】　牡蛎（煅）

【主治】　治遗精梦精两症。

【用法】　上药1味为丸，用主病煎剂下之。

【出处】　医方问余

大 柴 胡 汤

【组成】　柴胡2.5克　黄芩、芍药、大枣各1克　半夏2克　枳实1.5克　大黄0.5克　生姜1.5克

【主治】　壮年阳痿及少壮阳痿，心腹弦急之症，极验。

【用法】　上8味水煎服。

【按语】　森立之曰：余壮年常患阳痿，每用大柴胡，其效如神。

【出处】　游相医话

大 凤 髓 丹

【组成】　黄柏、莲肉、缩砂仁、半夏、猪苓、茯苓、益智仁、甘草各等分

【主治】　阳痿。

【用法】　上 8 味平煎。

【出处】　春林轩撮要方筌

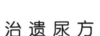
40. 遗　尿

治 遗 尿 方

【组成】　乌骨鸡屎、甘草、干姜各等分

【用法】　上为末，白汤送下。

【出处】　青囊秘录

香 龙 散

【组成】　反鼻 30 克　丁香 30 克

【主治】　疗遗溺者。

【制法】　上药为细末。

【用法】　临卧温酒送下，恶酒者白汤亦可。随年少壮，自 1.5 克至 3 克，20 克而痊。

【出处】　山胁东洋

41. 二便不通

治二便不通方

【组成】　蜂房灰

【用法】　酒下 12～15 克。

【出处】　杂症方论丛抄

峻　透　汤

【组成】　香附子 3 克　大黄 9 克　牵牛子、厚朴、接骨木各 6 克
【主治】　治气腹急滞大便闭。
【用法】　上 5 味哎咀，以水 300 毫升，减 200 毫升，温服。
【出处】　金兰方

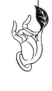

快　通　汤

【组成】　芒硝、乌梅、杏仁各 12 克　大黄 24 克
【主治】　治关格大便不通。
【出处】　金兰方

治关格便闭方

【组成】　通草、朴硝各 120 克　郁李仁、瞿麦各 90 克　车前子 15 克
【主治】　治关格便闭。
【用法】　上 6 味哎咀，以水 4000 毫升，煮取 1200 毫升，分 3 服。
【出处】　金兰方

大　验　方

【组成】　桂心 60 克　前胡、生姜各 120 克　阿胶 30 克　火麻仁 15 克　大枣 10 枚　吴茱萸 15 克
【主治】　治胃脘血燥、便闭塞而食不下。
【用法】　上 7 味哎咀，以水 1500 毫升，酒 1000 毫升，煮取 840 毫升，分 3 服。
【出处】　金兰方

螺　麝　膏

【组成】　田螺 10 颗　麝香 0.5 克
【主治】　尿闭。

【用法】 上 2 药合捣，贴脐下 1 寸气海穴。

【按语】 藤代肥遁曰：秋元某，尝患淋疾，一日出猎，卒然尿闭，插入尿导管，亦不能通，小腹填满，苦恼渐甚，乃……制螺麝膏贴之，经二时间而小便通，心气爽快，言谈如常。

【出处】 温知医谈

琥 珀 散

【组成】 琥珀、海金沙各 6 克　滑石（一本作乳香）9 克
【主治】 治小便闭及血淋。
【出处】 栎窗

治小便难少方

【组成】 葱白 1500 克
【主治】 治小便难，少腹胀，不急治杀人。
【用法】 上细锉，炒令热，以帕子裹，分作两处，更替熨脐下即通。
【出处】 生生堂中神家方书

42. 消　渴

益 元 汤

【组成】 石膏 3 克　黄柏 9 克　地黄、瓜蒌根、地骨皮各 6 克
【主治】 治消渴，小便浊涩如油。
【用法】 水煎服。
【出处】 曲直濑道三

蜗 牛 散

【组成】 蜗牛（烧存性）
【主治】 消渴。
【制法】 上药为末，每日 3 克至 4.5 克，白汤送下妙。

【出处】 惠见三伯试效方

阿 罗 良 汤

【组成】 大黄、甘草各 3 克　茯苓、芫兰各 9 克　郁金、滑石各
15 克

【主治】 治消渴胃火，消谷易饥，不生肌。

【用法】 上 6 味水煎。

【出处】 金兰方

阿育三命方

【组成】 沙参、麦冬、知母、黄柏各 3 克　黄连 1.5 克

【主治】 治心热移于肺膈消渴。

【用法】 上 5 味咬咀，水煎服。

【出处】 金兰方

四 神 饮

【组成】 瓜蒌根 15 克　生姜 9 克　麦冬 6 克　芦根 6 克

【主治】 治下消渴。

【用法】 上 4 味咬咀，水煎服。

【出处】 金兰方

43. 腰　　痛

清 湿 汤

【组成】 独活　防风　泽泻　薏苡　防己　芍药　黄柏　黄芩
甘草

【主治】 治腰背胯痛，身重倦怠，身如板夹，脚似沙堕，表里
湿热宜用。

【出处】 勿误药室方函

腰痛浴汤方

【组成】　当归 1500 克　酒 500 毫升

【主治】　腰痛。

【用法】　以水煮，或加盐 1500 克。

【出处】　勿误药室方函

棉　实　饮

【组成】　棉实仁　甘草

【主治】　治卒腰腹弦急，不能动摇。

【出处】　本朝经验

舒　筋　药　酒

【组成】　薏苡仁、杜仲各 4.5 克　地黄、枸杞各 3 克

【主治】　腰脚髀膝酸痛。

【制法】　上药锉细，以醇酒 500 毫升浸，夏二七日，冬三七日。

【用法】　随意饮之，以微醉为度。

【出处】　栎窗

治腰脚挛痛方

【组成】　虎杖根

【主治】　治腰腿挛痛，及诸种角弓反张，又治梅毒所生淋痛，殊妙。

【出处】　内外要论

宁　扶　丸

【组成】　杜仲、破故纸各 30 克　生地、白术、萝摩①各 90 克
陈皮、鸡肉各 30 克　甘草 20 克

【主治】　治失力腰闪，腿痛筋骨疼痛。

【用法】　上 8 味合捣筛，糊为丸，以胡桃煎汤送之。

———————

①萝摩：当作萝藦，即芄兰。

【出处】 金兰方

天 苍 散

【组成】 山药、荆实、续断、茯苓、牛膝、菟丝子、巴戟天、杜仲各 90 克　肉苁蓉 60 克　五味子、山茱萸各 30 克

【主治】 补丈夫一切病，治腰痛。

【用法】 上 11 味治下筛，酒服 12 克，日三夜二。服后 5 夜知觉，10 夜力生，15 夜力壮如盛年，20 夜力倍。

【加减】 若多忘，加远志、茯苓；体涩，加柏子仁。

【出处】 金兰方

养 血 酒 剂

【组成】 牛膝、肉桂各 3 克　反鼻 2.5 克　龙眼肉 40 个（6 克）

【主治】 养血，治腰脚挛急。

【用法】 上浸清酒 500 毫升 7 日，去滓，空腹温服，7 日间用尽。伍酒者，不者，非此限。

【出处】 方函

补 阴 汤

【组成】 当归、芍药、生地、熟地、陈皮、茴香、破故纸、牛膝、杜仲、茯苓各 3 克　黄柏、知母各 2.1 克　甘草 9 克

【主治】 常常腰痛，此肾虚也。

【用法】 上 8 枣煎，不拘时服。

【加减】 痛甚者，加乳香、砂仁、沉香，去芍药、生地、陈皮。

【出处】 医疗众方规矩大成

44. 风寒湿热痹诸痛

良 妙 丸

【组成】 白术、槟榔、紫苏、木瓜各等分　附子 1 枚

【主治】　治风湿流注，两脚酸痛者。
【用法】　上 5 味糊丸，或咬咀，以水 1000 毫升煮减半，温服。
【出处】　金兰方

天　车　汤

【组成】　羌活、苍术、木通、香附子各 30 克　生姜 3 克
【功用】　疏通气道。
【主治】　治风湿。
【制法】　上 5 味咬咀，以水 1000 毫升煎减半。
【出处】　金兰方

神　通　汤

【组成】　槟榔　木瓜　香附子　桑白皮
【主治】　治风湿之剧者。
【制法】　上 4 味各等分，咬咀，以水 1000 毫升煮取 500 毫升。
【出处】　金兰方

竹沥补舒汤

【组成】　竹沥 500 毫升　甘草、麻黄、细辛、桂心、干姜各 30 克　茯苓 60 克　防风、升麻各 45 克　杏仁 50 枚　附子 5 枚
【主治】　治两脚痹弱，或转筋皮肉不仁，腹胀起如肿，按之不陷，心中恶不欲食，或屡冷。
【用法】　上 11 味咬咀，水 7000 毫升，合竹沥煮取 3000 毫升，合 3 服，取汗。
【出处】　金兰方

清湿化痰汤

【组成】　天南星、半夏、陈皮、茯苓、苍术、羌活、黄芩、白芷、白芥子各 0.3 克　木香 1.5 克　甘草 0.9 克
【主治】　周身四肢骨节走路疼痛，牵引胸背。亦治寒热喘嗽烦闷，或肿块疼痛，转侧不利，或四肢麻痹不仁，背部寒冷如掌大，脉滑。此痰湿流注经络，关节不利故也。

【用法】 水煎，入竹沥、姜汁服。

【加减】 头顶痛加川芎、威灵仙；手臂痛加桂枝；脚痛加牛膝、黄柏、防己、龙胆。

【出处】 医疗众方规矩

玉龙（回阳）

【组成】 乌头、干姜各 18 克　芍药、白芷、南星各 6 克　桂枝 3 克　白蜡 150 克　龙脑 0.6 克

【主治】 治寒湿肿痛。

【用法】 先将白蜡熔化，以诸药末徐徐投之，最后下龙脑。

【出处】 勿误药室方函

矾 石 汤

【组成】 矾石 210 克　芍药、当归各 39 克　醋 120 毫升　食盐 120 毫克

【主治】 治下焦不顺，足痹。

【制法】 上药以水煎，或去醋加甘草。

【用法】 频频服之。

【出处】 松原庆辅

除痛解毒汤

【组成】 朴樕①　大黄　忍冬　桂枝　防风　独活　甘草

【主治】 治诸毒在肌表将发，并治骨节疼痛兼微毒者。

【出处】 本朝经验

薏苡仁汤

【组成】 薏苡　当归　芍药　麻黄　桂枝　甘草　苍术

【主治】 治手足流注疼痛，麻痹不仁，难以屈伸。

【出处】 勿误药室方函

---

①朴樕：木名，亦作檓朴。

败　毒　剂

【组成】　柴胡　独活　桔梗　川芎　枳实　甘草　茯苓　生姜

【主治】　治痛痹、风毒、瘟疫类。一切眼疾，咽痛，一切疮肿疥癣。

【出处】　香川修庵

加味八仙汤

【组成】　当归、熟地、茯苓各 3 克　芍药、陈皮各 2.4 克　川芎、半夏各 2.1 克　人参、秦艽、牛膝各 1.8 克　羌活、防风各 1.5 克　白术、柴胡、甘草各 1.2 克　桂枝 0.9 克

【主治】　手足麻木或疼痛。

【用法】　上入姜枣煎服。

【出处】　医疗众方规矩大成

神效黄芪汤

【组成】　蔓荆子 0.6 克　陈皮 1.5 克　人参 2.4 克　炙甘草、白芍各 3 克　黄芪 6 克

【主治】　浑身麻木不仁，或头面手足肘背腿脚麻木。

【用法】　上水煎，临卧热服。

【出处】　医疗众方规矩大成

疏经活血汤

【组成】　生地、熟地、苍术、牛膝、陈皮、桃仁、灵仙各 3 克川芎、防己、酒羌活、防风、龙胆、白芷各 2.5 克

【主治】　风痛之症，昼轻夜重者，多由血虚，此因酒色过度，筋脉空虚，感风寒湿所致。

【用法】　生姜煎服。

【出处】　牛山活套

治老人腕痛方

【组成】　杜仲　续断　五加皮

【用法】 以上 3 味为细末，用好酒送下。

【主治】 老人之骨腕痛者。

【出处】 金鸡医谈

老人臂痛方

【组成】 生丝瓜

【主治】 中年以上，臂痛久不愈者。

【用法】 上药切片，晒干，研为细末，日服 6～9 克有效。

【出处】 时还读我书续录

半 消 丸

【组成】 硝石（烧经 3 次） 半夏

【主治】 老人臂痛久不愈者。

【用法】 上药各半为丸，每服 3 克许，日服 2～3 次，用白汤送下。

【出处】 时还读我书续录

天 童 方

【组成】 麻黄、紫苏、莎草根、芍药、白术、山蕲①各等分 附子 9 克

【主治】 治遍身骨节疼痛者。

【用法】 上药哎咀粗末，水煎温服。

【出处】 金兰方

应 正 汤

【组成】 芭蕉根（切）150 克 榅节 90 克 乌头 30 克 紫苏150 克

【主治】 治遍身壮热，骨节疼痛不可忍者。

【用法】 上 4 味水煎温服。

---

①山蕲：当归的异名，出《尔雅》。

【出处】 金兰方

海 神 汤

【组成】 虎胫骨 36 克　独活 90 克　附子、甘草各 30 克
【主治】 治骨节痛因虚寒，或四肢痹痛不仁者。
【用法】 上虎胫骨以酒煮去滓，入余药减半，温服。
【出处】 金兰方

痹 痛 神 方

【组成】 芭蕉根 90 克　薄荷（切）30 克　白术 150 克　香附子 60 克　灵通草 30 克
【主治】 治遍身疼痛属湿痛者。
【用法】 上 5 味，以水煮，温服。
【出处】 金兰方

香 臭 方

【组成】 香附子、白术、威灵仙、牛膝各等分
【主治】 治遍身走痛如刺，左足痛。
【用法】 上咬咀，水煎温服。
【出处】 金兰方

青 春 散

【组成】 黄柏 6 克　大黄 15 克　苍术、生姜、滑石各 9 克
【主治】 治诸节肿痛，痛属火肝属湿。
【用法】 上 5 味，以水煎温服。
【出处】 金兰方

加味四物汤

【组成】 当归　川芎　熟地　芍药　桃仁　牛膝　陈皮　茯苓　白芷　龙胆　甘草
【主治】 治白虎历节风症。
【用法】 水煎服。

【加减】　如痛在上者，属风，加羌活、桂枝，威灵仙。存下者，属湿，加牛膝、防己、木通、黄柏。

【出处】　医疗众方规矩

朴 樕 汤

【组成】　朴樕　大黄　忍冬　木通　防风　独活　川芎　牛膝　附子

【主治】　痛风、痛痹、鹤膝痹、风毒肿并皆治之。

【出处】　本朝经验

治肩背拘急方

【组成】　青皮　茯苓　乌药　莎草　莪术　甘草

【主治】　肩背拘急疼痛。

【出处】　中山摄州

十味锉散

【组成】　附子　茯苓　当归　川芎　芍药　防风　白术　黄芪　桂枝　地黄

【主治】　治臂痛连筋及骨，举动艰难。

【出处】　勿误药室方函

黄水药方

【组成】　红花30克　烧酒500毫升　茴香15克　樟脑21克

【主治】　治臂痛。

【制法】　烧酒煮令沸。

【用法】　涂患处

【出处】　本朝经验

提 肩 散

【组成】　柞木皮45克　柞木叶、千屈菜（茎叶并用）各21克

【主治】　治肩背痛有奇效，不论病因。

【用法】　上3味同炒，每帖9克，以水150毫升，煮1000毫升，

温服。

【出处】　校正方舆輗

臂腕痛涂药方

【组成】　樟脑 12 克　茴香、红花各 6 克
【主治】　上 3 味，烧酒浸，时时涂之。
【出处】　校正方舆輗

自得六君子加减方

【组成】　沙参　人参　茯苓　白术　陈皮　半夏　乌药　沉香
缩砂仁　薏苡仁　甘草
【主治】　身痹，或上气蒙蒙，气不清，或痰郁之症。
【出处】　当壮庵家方口解

槟　苏　散

【组成】　槟榔　木瓜　香附　橘皮　蜜　羌活　苏木　大腹皮
【主治】　治风湿流注，脚胫酸痛，或麻痹不仁呕吐不食者。
【用法】　8 味水煎服。
【出处】　疡科方筌

45. 鹤膝风、痿证

鹤膝牵牛方

【组成】　牵牛子
【主治】　治鹤膝风，卒暴膝痛焮肿，甚则全身大热，两足俱病
者，此症初发。
【用法】　上药取生、炒、烧三种末各同量，用酒服下，则得大
泻，热退肿散。若迟二三日，虽用此药亦不散，此时可用铍针针
肿处。
【出处】　针处针法俱用口传

蒸鹤膝风方

【组成】　薏苡仁　荷叶　厚朴　忍冬　桂枝
【用法】　上5味水煎，蒸患处。
【出处】　疡科方筌

治鹤膝风蒸药方

【组成】　乌头、云母、防己、甘草、桑寄生各等分
【用法】　上5味盛囊，水煎蒸患处。
【出处】　校正方舆輗

龟板汤（又名痿躄汤）

【组成】　龟甲　芍药　川芎　当归　地黄　石决明
【主治】　治痿躄。
【出处】　本朝经验

虎 胫 骨 酒

【组成】　生地48克　牛膝21克　肉桂、木瓜、虎胫骨各15克
蝮蛇6克
【主治】　可顺导血气，用于两足痿软不能起行者。
【用法】　上6味，渍醇酒800毫升，三日去滓，每饮一杯，日二
夜一。不堪酒，不必在此限。
【出处】　校正方舆輗

治 痿 癖 方

【组成】　干过腊鱼、大黄、附子各48克　芍药60克
【用法】　上药以豆酱法煎，去渣服。
【出处】　青囊秘录

痿 证 方

【组成】　当归　芍药　杜仲　牛膝　地黄　苍术　黄芪　知母
黄柏

【主治】　痿证。

【出处】　勿误药室方函

二　角　汤

【组成】　川芎　当归　白芍　生地　鹿角　羚羊角

【主治】　治痿躄。

【出处】　本朝经验

46. 痛　风

除痛解毒汤

【组成】　羌活　木通　忍冬　石斛　虎骨　防风　甘草

【主治】　治痛风走注，骨节疼痛者。

【用法】　上 7 味水煎。此方兼梅气者最效。

【出处】　疡科方筌

木　通　汤

【组成】　忍冬　木通　白芍　川芎　虎骨　牛膝　甘草　羌活
地骨皮

【主治】　治痛风急症者。

【用法】　上 9 味水煎服。

【出处】　疡科方筌

痛 风 奇 方

【组成】　羌活　川芎　防风

【主治】　痛风。

【用法】　上 3 味等分煎服。

【出处】　寄奇方记

下痛风方

【组成】 大黄、黄连、忍冬、皂刺（炒）各 9 克 杜仲（炒）6 克 巴豆（生）、白草各 9 克

【用法】 以上为末，以温酒送下，自 1.2～1.5 克。

【出处】 青囊秘录

治痛风遍痛方

【组成】 草乌头、芍药、当归、川芎、白术、肉桂（各中）木香、甘草（各小） 白蛇、乌蛇（各大） 穿山甲（中）

【用法】 上以水 400 毫升，煮取 200 毫升，服一帖量 12 克许。

【出处】 青囊秘录

治痛风方

【组成】 赤小豆 6 克 黄柏 1.5 克 忍冬 1.8 克 连翘 1.2 克 薏苡仁 6 克

【主治】 痛风。

【出处】 和用泰庵方函

风痛神效方

【组成】 黄柏（酒炒） 乳香 没药

【用法】 上 3 味等分为末，用酒服之。

【主治】 疗痛风之疼痛剧甚者，具效如神。

【出处】 牛山活套

柞木皮汤

【组成】 柞木皮 防己 牛膝 忍冬 通草 羌活 大黄 甘草 防风

【主治】 通治痛风，疼痛不止者。

【用法】 上 9 味，以水 200 毫升，煮取 100 毫升。

【出处】 校正方舆輗

治痛风疝气方

【组成】　柴胡　桂枝　防风　羌活　香附子　芍药　生地

【主治】　治痛风疝气。

【用法】　上以水 100 毫升，酒 500 毫升，煮取 100 毫升服。

【出处】　三河新城

治骨疼痛风方

【组成】　乌头　桑寄生　云母　防己　甘草

【主治】　治骨疼痛风。

【用法】　上 5 味入袋中，煎蒸患处。

【出处】　杨玄友

治痛风遍痛方

【组成】　白花蛇（大）　　乌梢蛇（大）　　穿山甲、草乌、芍药、当归、川芎、白术、肉桂（各中）　　木香、甘草（各小）

【用法】　上以水 400 毫升，煮取 200 毫升，服一帖 12 克许。

【出处】　青囊秘录

丑　鼎　散

【组成】　牵牛子

【主治】　治痛风妙药。

【用法】　上药 1 味，取生、炒、烧各同量，研为细末，和水，初发服 2 克。虚弱者服 1.5 克。明旦下如生麸物，始终使食粥，有奇效。

【出处】　兰轩医谈

47. 脚　气

脚气酸痛如神方

【组成】　苍术　桔梗　陈皮　厚朴　干姜　当归　川芎　芍药

白芷　肉桂　半夏　白茯苓　麻黄　枳壳　甘草　羌活　独活　槟榔子　乌药　木香

【主治】　治脚气风湿流注，两脚酸痛者，其效如神。

【用法】　生姜煎服。

【出处】　牛山活套

矾 石 汤

【组成】　矾石、芍药、甘草各15克　当归3克

【主治】　治脚气痿弱不仁或中风、痛风等。

【用法】　上以水2000毫升，煮取1500毫升。将足浸入汤内淋洗，或和醋内盐，或加附子皆良。

【出处】　校正方舆鞔

槟 苏 汤

【组成】　大黄0.6克　木香、甘草各0.3克　生姜1.5克　槟榔1.8克　枳实、橘皮、桂枝、紫苏各0.9克

【主治】　治脚气而兼痞积者。

【用法】　上9味，以水200毫升，煮取100毫升。

【出处】　山胁东洋

虎 胫 骨 汤

【组成】　虎胫骨五分　忍冬、通草各3克　川芎、大黄、木瓜、牛膝、当归、附子各0.6克　甘草0.3克　桂枝0.9克

【主治】　治霉疮，脚气痛痹，一切毒瘤于脚膝，步履不能者。

【用法】　上11味，以水200毫升，煮取100毫升。

【出处】　校正方舆鞔

柴胡厚朴汤

【组成】　柴胡　厚朴　槟榔　陈皮　茯苓

【主治】　治脚气腹满者。

【用法】　水煎服。

【出处】　校正方舆鞔

虎　骨　酒

【组成】　地黄 48 克　牛膝 21 克　桂枝、木瓜、虎胫骨各 15 克
反鼻 6 克

【主治】　治脚气瘥后，腰脚不随者。

【制法】　上药浸酒 800 毫升，3 日去渣。

【用法】　每服 1 杯，日 2 夜 1。

【出处】　校正方舆𫐓

二、妇　　科

1. 月经不调、经闭

神　祥　汤

【组成】　丁香 1 克　益智仁　香附子 150 克
【主治】　治女十五六岁，经水不通，日夜寒热，手足痹。
【用法】　上 3 味，以水 500 毫升，煮取 300 毫升，顿服之。
【出处】　金兰方

妙　胆　汤

【组成】　地黄 30 克　桂枝、益母草各 15 克
【主治】　治妇人经水不调，或曾小产或带下。
【用法】　上 3 味哎咀为粗末，水煎温服。
【出处】　金兰方

友　长　药

【组成】　阿胶 60 克　苏木 30 克　石檀 45 克
【主治】　治妇人经脉不仁，或如豆汁。
【用法】　上 3 味，以水 1000 毫升煮取 800 毫升。
【出处】　金兰方

延　经　散

【组成】　续断、蒲黄（炒）、瓜蒌仁、枳实各等分
【主治】　治妇人经期延迟。

【出处】 校正方舆輗

延 经 期 方

【组成】 续断 蒲黄（炒） 枳壳 瓜蒌仁 紫檀 滑石
【主治】 服之可暂延经期。
【用法】 6味煎服。
【出处】 校正方舆輗

香 胶 散

【组成】 莎草、阿胶、反鼻、大黄子等分
【主治】 治经闭带下，或痢后腹中生块，手足痿弱，或痔血难
止者。
【用法】 酒服。
【出处】 杂治方函

经 闭 方

【组成】 蒺藜子 当归
【主治】 经闭
【用法】 上2味等分为末，温酒送下。
【出处】 寄奇方记

治经闭带下方

【组成】 桃仁 大黄 矾石 龙脑
【主治】 治其经闭，带下不断或脓淋，下疳腐臭不可近，阴中
突出如菌子，如鸡冠，不堪煣痛。
【用法】 上为细末，绢袋盛之，大如指束，纳阴中，坐卧随意。
急走或小便时取出，更安新者。
【出处】 后藤家方

2. 痛　经

痛经三棱散

【组成】　三棱、莪术、芍药、延胡索、连翘各31.5克，黑大豆、生姜（豆姜二物用醋煮之，豆煮烂时取出炙干）各30克　牡丹皮、肉桂、当归、干地黄、乌药、黄菊花各29.4克

【主治】　治妇人经水时腹痛甚，数年不愈。及产后瘀血不下等症。

【用法】　上13味各别为细末，混匀。每次用1.5克，和温酒或白汤醋服之。

【出处】　疗治茶谈

和　经　汤

【组成】　芍药、地黄、香莎、苏木、莪术各3克　川芎、桂枝、甘草各1.5克　当归4.5克　红花0.9克　木通2.4克　桃仁7个

【主治】　经水过期而不来为痛者，血虚而有寒故也。

【用法】　12味水煎服。

【出处】　春林轩撮要方筌

芎归温经汤

【组成】　当归、川芎、芍药、桂枝、牡丹、莪术、人参、牛膝、甘草各等分

【主治】　月水欲来，先心腹腰或脐旁痛甚者，月水不快通，脉沉紧者。

【用法】　上9味水煎。

【加减】　气郁者，加枳壳、香附。

【出处】　春林轩撮要方筌

3. 血气冲逆

龙 腾 饮

【组成】 大黄 黄芩 黄连 川芎
【主治】 治血气冲逆。
【用法】 或加红花。
【出处】 贺川子悦

巫 神 汤

【组成】 泽泻 茯苓 白术 桂枝 猪苓 木香 黄连 干姜
【主治】 治妇人血晕发热，或振寒，小便不利，上冲头眩，恶心呕吐。
【出处】 勿误药室方函

女 神 散

【组成】 当归 川芎 桂枝 白术 木香 黄芩 人参 甘草 莎草 大黄 槟榔 丁香 黄连
【主治】 治血证上冲眩晕，及产前后通治之剂。
【出处】 浅田宗伯家法

清 心 汤

【组成】 当归 川芎 桂枝 木香 黄芩 黄连 人参 甘草 大黄 槟榔 丁香 萍蓬根 芍药 地黄 沉香 细辛
【主治】 治血证上冲眩晕。
【出处】 浅田宗伯家方

四物错经加减方

【组成】 当归 白芍 川芎 桃仁 山栀子 酒制大黄 甘草
【主治】 妇人行经时，气逆冲上，经血透而鼻衄者。

【加减】　产后血随气逆，妄言衄血者，加黄芩、黄连。
【出处】　丛桂家方口解

4. 带　　下

蒲　云　散

【组成】　蒲黄（炒）、云母（炒）各等分
【主治】　治妇人带下不止。
【出处】　勿误药室方函

羽　泽　散

【组成】　矾石、杏仁、甘草各 0.6 克　丁香、冰片各 0.3 克
【主治】　治赤白带下，经日不止者。
【制法】　上药为末，盛薄绢袋内。
【用法】　纳入阴中，坐卧如意，勿急行走，日一换，以愈为度。
【出处】　方舆别辑

八味带下方

【组成】　奇良①　当归　川芎　茯苓　橘皮　木通　金银花
大黄
【主治】　治湿热蕴结，带下臭之类。
【出处】　名家方选

调　荣　汤

【组成】　人参　当归　川芎　芍药　地黄　茯苓　牛皮硝　川
骨　白术　甘草
【主治】　治金疮伤损脱血者，并治妇人带下，腰腹绞痛。
【出处】　春林轩撮要方函

————————

①奇良：土茯苓的异名。

胜 势 饮

【组成】 当归（中） 香附子（大） 川芎 茯苓 苍术 桂枝 沙参（各中） 木通 丁香（中） 甘草（小）

【主治】 妇人白沃，或小便淋沥，牝户肿痛腹胀等一诸疾，由寒而发者。

【用法】 上 10 水煎，温服。

【出处】 校正方舆輗

红 花 散

【组成】 当归（大） 川芎、白芍药、熟地黄、地榆（各中）红花、艾叶（各大）

【主治】 治赤白带有大效。

【用法】 上件药研为散或煎汤服之。

【出处】 疗治茶谈

赤白带下之方

【组成】 白术 9 克 茯苓 6 克 车前子 3 克 鸡头花 9 克

【主治】 赤白带下。

【用法】 水煎服。

【出处】 寄奇方记

带下奇方

【组成】 虾蟆 山椒

【主治】 带下。

【用法】 上药浸酒二三日，烧糊为丸。

【出处】 青囊秘录

松寄生汤

【组成】 黄柏 益智仁 松寄 地黄 莲肉

【主治】 治白带下。

【用法】 上水煎或加牡丹。

【出处】 青囊秘录

5. 妊娠恶阻

玉 川 饮

【组成】 橘皮 150 克　人参、白术、厚朴各 90 克　竹茹 60 克
生姜 30 克

【主治】 治妊娠呕吐不可食。

【用法】 上 6 味㕮咀，以水 3500 毫升煮取 1500 毫升，分 3 服，
不瘥，重作。

【出处】 金兰方

橘皮麦门冬汤

【组成】 麦门冬、茯苓（各大）　厚朴、前胡（各中）　香附、
白术、甘草（各小）　橘皮（大）

【主治】 治恶阻甚而呕吐痰水，全不食过 10 日者。

【用法】 水煎服。或加竹茹、姜汁温服。

【出处】 产科琐言

单乌梅丸

【组成】 乌梅

【主治】 治恶阻诸药无效者。

【出处】 浅田宗伯家方

6. 妊娠腰痛

前 腰 汤

【组成】 羌活、独活、川芎（各大）　藁本、防风、蔓荆子

（各中）　甘草（小）

【主治】　治妊娠腰痛，应效如神。

【用法】　上 7 味，入生姜煎汤服。

【出处】　疗治茶谈

7. 胎痛、胎漏、胎动不安

养 血 汤

【组成】　当归、生地、秦艽、杜仲（酒制）、防风、奇良、牛膝各 3 克　桂枝　川芎　甘草

【主治】　胎痛，股间紧痛。

【用法】　水煎服。

【出处】　产科琐言

止 漏 散

【组成】　熟地　炮姜

【主治】　妊娠漏下如月经者，用之奇效。

【用法】　上药为末或水煎。

【出处】　产科琐言

调 经 汤

【组成】　人参　熟地　陈皮　黄芪　肉桂　炮姜　芍药

【主治】　产后怯弱，害饮食者。

【出处】　产科琐言

安 胎 方

【组成】　当归　芍药　川芎　茯苓　白术　泽泻　黄芩

【主治】　胎动不安，气冲心下，肩背拘挛。

【用法】　水煎服。

【出处】　产科琐言

折 冲 饮

【组成】 桂枝　芍药　桃仁　当归　川芎　牛膝　延胡索　红花　牡丹

【主治】 治妊娠二三月下血块。

【出处】 产论

8. 妊 娠 水 肿

防 己 汤

【组成】 防己　桑白皮　苏叶　茯苓　木香

【主治】 治妊娠脾虚，通身浮肿，心腹胀满，喘促，小便不利。

【出处】 勿误药室方函

9. 难 产

一条枪治难产方

【组成】 云母（白色透明者）6 克　麝香 0.6 克

【用法】 上 2 味，以水 150 毫升，煮取 100 毫升温服，须臾，如手推下效。

【出处】 校正方舆𫐐

催生四物加减临产方

【组成】 当归　熟地　芍药　川芎　干姜　肉桂　滑石　甘草

【主治】 难产或死胎。

【出处】 长谷川正伦

10. 产 伤

黄 石 散

【组成】 石灰 30 克　黄芩 90 克　（或黄柏 90 克）

【主治】 产门肿痛，或产门破伤。

【用法】 上药为细末，以布包浸汤，淋出汁，别以布浸，置痛处，蒸之或洗之，俱可。

【出处】 当壮庵家方口解

11. 产前后诸症

神 效 汤

【组成】 牡丹皮 30 克　阿胶　蔓荆子 90 克

【主治】 治妇人、童女血气不和，胎前产后。

【用法】 上 3 味㕮咀为粗末，以水 200 毫升，煮取 100 毫升，分温 2 服。

【出处】 金兰方

玉 神 汤

【组成】 益母草 0.6 克　苏木 90 克

【主治】 治妇人血晕头痛，产前后诸症。

【用法】 上 2 味㕮咀为粗末，以水 200 毫升煮取 100 毫升，分温服。

【出处】 金兰方

12. 产后腰痛

后 腰 汤

【组成】 红花、香附子、当归、白芍药、川芎、桃仁、木香、沉香、乳香、牛膝（各大） 枳壳、黑姜、茴香（各中） 甘草（小）

【主治】 治产后腰痛，应效如神。

【用法】 入生姜煎服。

【出处】 疗治茶谈

13. 产后痉证

荆芥沉香汤

【组成】 荆芥、当归、人参各 4.5 克 干姜（炒）1.5 克 木香、沉香各 0.6 克 甘草（少）

【主治】 治产后战振，口牙噤急者。

【用法】 7 味水煎服。

【出处】 春林轩撮要方筌

14. 产后腹痛

产后瘀血腹痛方

【组成】 牡丹皮、桃仁、没药（各中） 马鞭草、红花（各大） 当归（小） 甘草（少）或少加泽泻

【主治】 产后瘀血腹痛。

【出处】　中岛茂庵

红圆子（建中丸）

【组成】　陈皮 30 克　青皮、莪术、三棱各 20 克　胡椒 24 克干姜 30 克

【主治】　治产后腹痛，及常腹痛而好辛者。

【用法】　上药细末为丸。

【出处】　北尾春圃

调　中　汤

【组成】　良姜　当归　桂枝　芍药　附子　川芎　甘草

【主治】　治产后怯，腹痛阵作，或如锥刀所刺，洞泻肠鸣。

【出处】　勿误药室方函

15. 产 后 水 肿

琥　珀　汤

【组成】　琥珀 4.5 克　商陆 3 克　桂（或代丁子）3 克　猪苓 2.4 克　反鼻 1.5 克

【主治】　疗产后水肿。

【用法】　上以水 200 毫升，煎 100 毫升，分温服，二度。

【加减】　或加茯苓、人参。

【出处】　山胁东洋先生方

消　肿　汤

【组成】　大黄、桂枝、瞿麦、芍药、人参、当归、牡丹、甘草各等分

【主治】　治产后水肿。

【用法】　上 8 味水煎。

【出处】　华冈青洲

大 调 经 散

【组成】　大豆45克　茯苓、琥珀各30克

【主治】　治产后水肿。

【用法】　上为末浓煎，紫苏乌头汤送下。

【出处】　小川寿仙

调 经 散

【组成】　没药、琥珀、桂枝、芍药、当归各3克　细辛、麝香各1.5克

【主治】　治产后浮肿，败血循经，流入于四肢，流淫日深，腐坏如水。

【出处】　勿误药室方函

16. 乳汁不通、过少

下 乳 妙 方

【组成】　天花粉（极上品者）

【主治】　产后乳汁不通者。

【用法】　上药制为糕，如葛糕状，蘸糖食之，大约食1500克，乳必出。

【出处】　焦窗杂话

通乳奇验方

【组成】　露蜂房、熟地黄各半

【主治】　妇人乳汁不出。

【用法】　上药烧灰，用糖为丸，如梧桐子大，每服50丸，用大麦煮汤服之。二七日中，乳汁涌出。

【出处】　牛山活套

玉　露　散

【组成】　当归　白芍　桔梗　川芎　白茯苓　天花粉　木通　穿山甲

【主治】　乳汁不通。

【用法】　8味各等量，以3.9克为一服服之。

【出处】　牛山活套

出 乳 汁 方

【组成】　钟乳石　天花粉　赤小豆

【主治】　乳汁不出。

【用法】　作散服。

【出处】　寄奇方记

蒲 公 英 汤

【组成】　蒲公英4.8克　薯蓣2.1克　当归3克　香附子1.5克　牡丹皮2.6克

【主治】　通乳神效，并治乳痈。

【用法】　上5味，以水300毫升，煮取200毫升，其滓再以水300毫升，煮取100毫升，一日服尽。

【出处】　校正方舆輗

流 乳 汤

【组成】　柴胡　木通　桔梗　麦冬　莴苣子　露蜂房　甘草

【主治】　治乳汁不出者。

【用法】　7味水煎服。

【出处】　疡科方筌

出 乳 方

【组成】　瓜蒌根12克　乳香6克

【主治】　上2味为末，以酒服微醉为度，而用葱白煎汁蒸其乳房。

【出处】 青囊秘录

17. 乳硬、乳肿、乳痛

乳 硬 方

【组成】 青皮 甘草 石膏 橘叶 瓜蒌根 当归 银花 皂角刺 没药
【主治】 治乳硬。
【用法】 上 9 味水煎服。
【出处】 疡科方筌

治 乳 肿 方

【组成】 秋后茄子 10 个 桑叶 50 枚
【主治】 治乳肿并啮乳溃烂者。
【用法】 上黑烧为末，和醋涂。
【出处】 青囊秘录

乳肿立消方

【组成】 麦芽
【主治】 妇人气血正盛，乳房肿痛，或小儿不吃乳，或雇乳母，小儿不吃亲母之乳，则阳明实而乳房肿痛。
【用法】 每 4.5 克煎服，则乳肿立消，奇效。
【出处】 牛山活套

神功瓜吕散

【组成】 当归 蒌莨 乳香 没药 甘草
【主治】 治乳痈。
【用法】 上 5 味散服或煎服。
【出处】 疡科方筌

前瓜蒌橘皮汤

【组成】 瓜蒌根 青皮 橘皮 石膏 甘草 没药 银花 当
归 皂刺
【主治】 治乳痈未成脓者。
【用法】 9味水煎服。
【出处】 疡科方筌

后瓜蒌橘皮汤

【组成】 瓜蒌根 橘皮 甘草 当归 黄芪 川芎 人参 白
芍 银花
【主治】 治乳痈脓溃者。
【用法】 9味水煎服。
【出处】 疡科方筌

18. 乳 核

青 皮 散

【组成】 青皮
【主治】 治妇人百不如意，久积忧郁，乳房结核。
【出处】 勿误药室方函

乳核初起治方

【组成】 天花粉
【主治】 治乳核初起。
【用法】 上和热饭多食。
【出处】 中神琴溪

19. 乳　　癣

赤 龙 皮 汤

【组成】　土骨皮①

【主治】　治乳癣。

【用法】　煎汤洗。

【出处】　本朝经验

20. 乳岩（乳癌）

乳岩乳痈诸乳痛奇方

【组成】　鲤鱼头（烧黑）

【主治】　乳岩、乳痈及诸乳痛。

【用法】　上1味，用麻油炼之，涂敷患处。

【出处】　寄奇方记

乳 岩 熏 药

【组成】　沉香4.5克　白檀、朱砂、百草霜各3克　鸡舌香1.5克　艾叶3克

【主治】　治乳岩，又治瘰疬。

【用法】　上为细末，为12条，12日嗅尽。每条以黑点两处，一日1条，早晚1次熏其一遍，熏时令含冷水。

【出处】　青囊秘录

---

①土骨皮：乃橡的根皮。

疗 乳 癌 方

【组成】　蚕沙（阴干捣细末）

【主治】　乳癌。

【出处】　寄奇方记

21. 不　孕

当 归 汤

【组成】　当归 2000～2500 克

【主治】　治妇人下部虚寒不孕。

【用法】　将上药置大釜中煎，倾浴桶中浴之，此方奇妙。

【出处】　牛山活套

硝 化 汤

【组成】　朴硝、牛膝、人参、芍药、当归各 90 克　大黄、桃仁、桂心、厚朴、牡丹皮、茯苓、甘草各 150 克　水蛭 30 克　附子 2 枚

【主治】　治妇人立身已来，全不产，及断绪久不产三十年者。

【用法】　上 14 味，哎咀为粗末，以清酒 5000 毫升，水 5000 毫升，合煮取 3000 毫升，分 4 服，及三夜一日，每服相生，三时更服如常，覆被取汗，汗不出，冬日着火笼之。必下积血及冷赤脓如赤小豆汁，本为妇人子宫内有块恶物使然。夫服阴脐下痛或月水不调，为有冷血不受产胎。若斟酌下尽，气力弱，大困不堪，更服，亦可二三服即止。如大闷不堪，可食醋饮冷浆一口即止。

【出处】　金兰方

治妇人久不产方

【组成】　硫黄　桂枝　川芎　丁香

【主治】　治妇人久不产，阴中隐隐如虫啮，冷冷刺风吹，或转

胞不通，或妊子不成惯坠者。

【用法】　上为细末，先以绢袋盛，大如指束纳阴中，坐卧任意。而行走急、小便时取出，更安新者。此惟宜温导下体之气。

【出处】　后藤家方

22. 癥瘕、血块、臌胀

治妇人癥瘕块痛方

【组成】　芍药　延胡索　木香　干漆　莪术　五灵脂　肉桂

【主治】　妇人癥瘕块痛，血盅胀满。

【出处】　汇言薛国球开元记事

浮　石　丸

【组成】　大黄、赤石脂、浮石、硝石各18克

【主治】　治臌胀及妇人血癖瘀血，心下结块，或章门血块难解者。

【出处】　山胁东洋

立　应　散

【组成】　延胡索不拘多少（去皮炒，令转色不可焦）

【主治】　治妇人血刺心痛。

【用法】　每服6克，热酒调服，不拘时候。不饮酒者，以陈米饮调服。

【出处】　勿误药室方函

大黄甘遂汤

【组成】　大黄4.5克　甘遂（别捣）1.8克　阿胶1.8分

【主治】　妇人少腹满如礅状，小便微难，而不渴，化为水与血俱结在血室也。

【用法】　上3味以水150毫升，煮取50毫升，内甘遂末顿服之，

其血当下。

【出处】　校正方舆鞔

治臌胀虚寒者方

【组成】　人参 0.9～3 克　白术　附子　肉桂　干姜　丁子 5 个　车前子　甘草

【用法】　上 8 味，一帖 12～15 克，入生姜一片水煎温服。

【出处】　校正方舆鞔

23. 阴　　痒

阴 痒 洗 方

【组成】　艾叶 15 匙　苦参 7 匙　荆芥 10 匙　防风 5 匙　蛇床子 10 匙　连翘 3 匙

【主治】　治阴门瘙痒疼痛。

【用法】　上药用水 1500 毫升，煎至 1000 毫升，频洗患处。

【出处】　青囊琐探

治阴中痒入骨困方

【组成】　将军　黄芩　黄芪　白芍　吴茱萸　玄参　丹参

【用法】　上 7 味水煎服。

【出处】　疡科方筌

玉 和 膏

【组成】　阿仙药① 6 克　番木鳖子 3 克

【主治】　治玉门疼痛，冷不能交接，或阴冷者。

【制法】　上药研细末，炼蜜为丸。

【用法】　绢包插入阴中。

---

①阿仙药：即孩儿茶，下同。

【出处】　勿误药室方函

治男女交合痛妙方

【组成】　蛇床子　熟艾

【主治】　妇人阴中痒痛，或白带或子宫下垂，交合时发痛者。

【用法】　上药置入绢袋中，其形如番椒，插入阴中，以尖头插入子宫为佳。

【出处】　游相医话

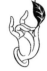

24. 血虚寒证

大江药

【组成】　蒲黄9克　玄参6克　阿胶9克

【主治】　治妇人血属虚寒者。

【用法】　上3味水煎温服。

【出处】　金兰方

25. 虚劳、骨蒸

滋阴至宝汤

【组成】　当归、芍药、白术、茯苓、陈皮、知母、贝母、香附子、地骨皮、麦冬各2.4克　薄荷、柴胡、甘草各0.9克

【主治】　治妇人诸虚百损，五劳七伤，经脉不通，肢体羸瘦。此药专可调经水，滋血脉，补虚劳，扶元气，健脾胃，养心肺，润咽喉，清头目，定心悸，安神魄，退潮热，除骨蒸，止喘嗽，化痰涎，收盗汗，止泻开郁，利胸膈，疗腹痛，解烦渴，散寒热，祛体痛，大有奇数。

【用法】　上入煨姜3片，煎服。

【出处】　医疗众方规矩

治妇人骨蒸劳热方

【组成】　川芎　当归　芍药　莎草　麦冬　白术　牡丹皮　地骨皮　生地　五味子　甘草

【主治】　治妇人骨蒸劳热，咳嗽，或有汗无汗。

【出处】　官邸便方

三、儿 科

1. 风 邪 诸 症

五味前胡汤

【组成】 前胡 升麻 葛根 芍药 甘草
【主治】 治风邪小儿诸症。
【用法】 生姜煎服。
【出处】 当壮庵家方口解

2. 咳 喘

阿 胶 散

【组成】 阿胶散 马兜铃 牛蒡子 杏仁 甘草 糯米
【主治】 治小儿肺虚，气粗喘促。
【出处】 勿误药室方函

紫菀桔梗汤

【组成】 紫菀、桔梗、甘草、麦冬各等分
【主治】 治小儿暴咳，昼夜不能息者。
【用法】 4 味水煎服。
【出处】 春林轩撮要方笺

三、儿 科

治婴儿哮方

【组成】 地豆儿（即鼹鼠烧黑）

【主治】 小儿哮喘，15 岁以下者有效。

【用法】 上为末，白汤送下。

【出处】 校正方舆锐

生 姜 浴 方

【组成】 生姜 120 克

【主治】 小儿咳嗽不止。

【用法】 用生姜煎汤浴身即佳。

【出处】 妙药不求人

参 花 炼

【组成】 人参 3 克　天花粉 12 克

【主治】 治小儿百日咳。

【用法】 上 2 味炼蜜。

【出处】 勿误药室方函

润 金 膏

【组成】 白术、人参各 90 克　贝母 180 克

【主治】 治痰极验。

【用法】 上为末，以梨汁、生姜汁、烧酒各 6 杯，白蜜 3 杯，于陶器中为膏。

【出处】 寄奇方记

治小儿百日咳方

【组成】 白术　防风　桔梗　半夏　茯苓　橘皮　枳实　甘草

【主治】 小儿百日咳。

【用法】 水煎服。

【出处】 寄奇方记

小儿百日咳丸

【组成】 马兜铃、百部根、天门冬各等分

【主治】 小儿百日咳。

【用法】 上炼蜜为丸,梧子大。每10粒,白汤送下。

【出处】 寄奇方记

治连声咳方

【组成】 芫花(大) 甘草(小)

【主治】 连声咳(百日咳)

【用法】 散服。

【出处】 寄奇方记

治百日咳方

【组成】 五倍子 赤小豆

【主治】 百日咳。

【用法】 上药细末为丸服。

【出处】 寄奇方记

治连声咳方

【组成】 百部根 乌梅 槟榔

【主治】 连声咳嗽。

【用法】 水煎服。

【出处】 方汇

真 良 汤

【组成】 茶实 南星 薄荷

【主治】 治芽儿喘息急迫,诸药不能救者。

【用法】 上3味,以水100毫升,煮取50毫升。

【出处】 豚儿豹之介

3. 痘　　疹

车　米　丸

【组成】　轻粉

【主治】　治痘疮紫黑，陷入等，即效有大验。

【用法】　上 1 味糊丸，如粟粒。一二岁服 5 粒，十岁 12～13 粒，1 日 1 次，有验为度。

【出处】　金兰方

灌　浴　方

【组成】　米泔 8000 毫升　酒 800 毫升

【主治】　治痘疹黑陷者。

【用法】　上药相和，以病人坐盆中，浴四周，起身急披浴衣，不须拭干，卧覆取微似汗，其功如神。

【出处】　奥村良筑

连　翘　饮

【组成】　连翘　牛蒡子　柴胡　当归　芍药　木通　黄芩甘草

【主治】　治痘后一切痈毒实证。

【出处】　医事说约

4. 吐乳、不乳

治吐乳一方

【组成】　莲肉　丁香　人参

【主治】　吐乳。

【出处】　勿误药室方函

炒 米 煎

【组成】　粳米不拘多少

【主治】　治小儿吐见百计无效者。

【用法】　上药炒香，水煎去渣，徐徐饮之，屡经功效。

【出处】　校正方舆輗

甘 连 汤

【组成】　甘草　黄连　红花　大黄

【主治】　小儿初生至四五岁，便不和，吐乳、腹胀、滞食，无故发热，夜啼胀痛等证皆主之。

【出处】　松原方函

甘草黄连大黄汤

【组成】　甘草、黄连、大黄各0.6克

【主治】　小儿生下，须急服之，吐下秽物。

【用法】　上3味，以水100毫升，煮取50毫升。

【出处】　校正方舆輗

葱 号 散

【组成】　葱白35厘米

【主治】　治初生不乳，及不小便。

【用法】　上药四边破之，以乳汁砂铫内煎，灌之立效。

【出处】　校正方舆輗

治小儿不乳方

【组成】　蜈蚣（金色者）1枚　龙脑0.15克

【主治】　小儿不乳。

【用法】　上2味摺合相得，涂舌上，忽哺乳①。

---

①忽哺乳：犹言立即哺乳。

【出处】 寄奇方记

5. 饮食不消、宿食

龙 黄 丸

【组成】 牛黄0.5克 黄连1克 麝香0.3克 蚱蝉、龙角1.5克 大黄30克 葛粉1.5克 枣肉12枚

【主治】 治小儿身热头痛，饮食不消，腹中胀满，或腹绞痛，大小便不利，哺乳失节等症。

【用法】 上7味为末，牛黄、麝香、龙角别研，为膏，相和，更捣2000杵，当自相得。若硬，入少蜜同捣之，案器中收30日，儿服如麻子1丸，与少乳合下。

【出处】 金兰方

如 旭 圆

【组成】 巴豆22.5克 使君子、甘草各6克 木香15克 槟榔子30克 朱砂、甘遂各2.5克 牡蛎、黄蜡各10克 蕤核12.5克

【主治】 治小儿身热头痛，食饮不消，腹中胀满或小腹绞痛，大小便不利。

【用法】 上10味为末糊丸，白汤饮下。

【出处】 金兰方

白 肖 圆

【组成】 甘遂、干姜、代赭石、苦楝皮各30克 大黄、芒硝、各120克 巴豆200枚

【主治】 治小儿宿食，癖气痰饮，往来寒热，不能食，消瘦。

【制法】 上7味为末，别捣巴豆仁，制如膏，旋纳药末，捣3000杵。

【出处】 金兰方

6. 虫积、臌胀

安 肝 汤

【组成】　使君子　槟榔　大腹　莲肉　杨梅　蜀椒　苦参
附子

【主治】　治小儿肚腹膨青、筋暴出，肌肤甲错，或喜睡，有虫
候者。

【出处】　安藤昌益传

治小儿爱吃泥方

【组成】　黄芩　橘皮　白术　茯苓　甘草　石膏　胡黄连　使君子

【主治】　小儿爱吃泥土。

【出处】　勿误药室方函

理 中 汤

【组成】　藜芦（炒）、干漆（炒）各 6 克　荞麦 3 克

【主治】　治小儿一切虫症。

【用法】　上 3 味为末，糊为丸。

【出处】　春林轩丸散方

莪 茂 丸

【组成】　莪术、香附子各 9 克

【主治】　小儿一切虫证。

【用法】　上 2 味，细末糊丸，按小儿年龄之数用之。

【出处】　增损经验之丸散

7. 疳 积

播州疳药方

【组成】 木香9克 莪术、槟榔、人参、仙人草、胡黄连各1.2克 三棱6克 黄柏（生12克，炒12克，烧黑24克，各酒浸用）

【主治】 治小儿一切疳积。

【用法】 上细末，糊丸粟粒大，每服随年龄之数，日二三次。

【出处】 增补经验之丸散

小儿六味冷疳方

【组成】 白术 茯苓 陈皮 干姜 肉桂 丁子

【主治】 鼓胀水肿，小儿疳泻之冷症。

【用法】 上6味不煎温服。

【出处】 安田云仙

武 卫 丸

【组成】 莪茂①、干漆（以土器炒，烟尽为度）各6克 三棱、橘皮各9克 胡黄连、使君子各7.2克 丁子3克。

【主治】 治小儿诸疳及疳眼。

【用法】 7味为末，糊丸椒目大。5岁10丸，10岁20丸，倍用年壮，白汤下。

【出处】 校正方舆輗

左 右 罗 丸

【组成】 熊胆、龙脑、麝香、莪术、槟榔各等分

【主治】 治疳利。

【用法】 朱砂为衣。

---

① 莪茂：即莪术。

【出处】 侍医左右罗氏方

白 丸 子

【组成】 鸡胆 15 克　黄连、黄芩各 7.5 克　甘草 3 克
【主治】 治诸疳证。
【出处】 松原庆辅

弄 玉 汤

【组成】 茯苓　桂枝　白术　甘草　黄连　木香　橘皮
【主治】 治小儿疳证，黄瘦腹痛，久下，食不进者，大人心下痞，恶心虚烦等。
【出处】 勿误药室方函

消疳退热饮

【组成】 青黛　槟榔　使君子　木通　牵牛子　柴胡　莪术枳实　黄芩　甘草
【主治】 治疳积。
【出处】 勿误药室方函

狼 牙 丸

【组成】 狼牙（即野蜀葵）15 克　大黄 15 克　使君子 9 克　青皮 6 克
【主治】 小儿疳癖，面色萎黄，或食炭或食土，额上常有青筋者。
【用法】 上药研末，用糊为丸。日服 23 丸，蛔无不下者。
【出处】 金鸡医谈

三味鼹鼠丸

【组成】 鼹鼠霜 9 克　轻粉、巴豆各 1.5 克
【主治】 治疳虫兼胎毒者。
【出处】 烟氏经验方

鸡　肝　丸

【组成】　山药、地黄各 9 克　神曲 4.5 克　茯苓、泽泻各 9 克
鸡肝

【主治】　治小儿疳症。

【用法】　上 6 味为末，蜜炼或丸。

【出处】　春林轩丸散方

小儿疳积奇方

【组成】　莱菔子（去皮）6 克　使君子 6 克　麝香 1.5 克

【主治】　小儿疳积。

【用法】　上 3 味筛末为丸，穿鸡卵作窍，纳其中，以纸封之定。
埋炭火热灰中，至可食为度。或 3 味为末，先煮卵去壳，敷药末食
亦佳。

【出处】　寄奇方记

小儿疳积鸡卵方

【组成】　蚯蚓（去泥洗净）

【主治】　小儿疳积。

【用法】　穿鸡卵，容蚯蚓。别以米一握，炊投其中食之。自朝
至午时，断盐，食加糖随宜。

【出处】　寄奇方记。

八　神　汤

【组成】　柴胡　芍药　大黄　人参　干姜　甘草　鳖甲　茯苓

【主治】　治小儿心腹痞满，萎黄瘦瘠，四肢痿躄缭戾。

【用法】　上 8 味水煎服。

【出处】　校正方舆輗

清热甘露汤

【组成】　生地黄　麦冬　石斛　知母　枇杷叶　茵陈蒿　石膏
甘草　黄芩

【主治】　疳渴。

【用法】　加灯心水煎服。

【出处】　校正方舆輗

大 赤 蛙 汤

【组成】　黄芩　青皮　莪术　三棱　麦芽　甘草　黄连　白术　木香　赤蛙

【主治】　治小儿五疳，无热而不下利者。

【用法】　上药水煎。

【出处】　青囊秘录

小 赤 蛙 汤

【组成】　柴胡　黄芩　黄连　青皮　甘草　三棱　莪术　赤蛙

【主治】　治小儿无下利而发热者，一切属疳者，效如神。

【用法】　上 8 味水煎。

【出处】　青囊秘录

消 疳 饮

【组成】　人参　白术　茯苓　延胡索　神曲　黄连　青皮　陈皮　砂仁　甘草

【主治】　小儿疳积，身热，腹大有青筋，面黄瘦弱。

【用法】　上水煎服。

【出处】　食伤者，加山楂；有虫，加使君子。

【出处】　医疗众方规矩大成

天 苍 丸

【组成】　猪肝　猪肉

【主治】　治五脏干疳。

【用法】　上 2 味为末糊丸，或以浆煮食之。

【出处】　金兰方

三 星 丸

【组成】 荆芥 30 克　全蝎 3.5 克　白矾 3.5 克

【主治】 治小儿疳消癖。

【用法】 上 3 味为末，以面糊丸，朱砂为衣。

【出处】 金兰方

理小儿疳劳块癖方

【组成】 草三棱　接骨叶　苦参

【主治】 小儿疳劳、块癖。

【用法】 上 3 味等分烧细末，散服，作丸亦佳。或拌食物饵之，下黑秽勿怪，是验。

【出处】 寄奇方记

净 府 散

【组成】 柴胡　茯苓　猪苓　泽泻　三棱　莪术　山楂　黄芩　白术　半夏　人参　甘草　黄连

【主治】 治小儿腹中癖块，发热口干，小便赤。

【出处】 勿误药室方函

8. 壮 热 发 搐

新 续 命 汤

【组成】 麻黄　石膏　芍药　桂枝　羚羊角　葛根　甘草

【主治】 治小儿发搐壮热，无汗烦躁者。

【出处】 有持桂里

9. 急 慢 惊 风

宝 真 圆

【组成】 蒲黄 30 克 大黄 60 克 苦楝皮、鹧鸪菜各 45 克
【主治】 治急慢惊风，大有神效。
【用法】 上 4 味为末糊丸，或㕮咀煎服。
【出处】 金兰方

潜 龙 丸

【组成】 大黄 30 克 黄芩 1.5 克 蜣螂 1 克 龙胆 2 克 白术 30 克 缩砂仁 1 克 前胡、芍药、桔梗、茯神、莪术各 30 克 青黛、甘草各 0.5 克
【主治】 治慢惊风心腹膨胀，大便闭结，小便不通。
【用法】 上 13 味为末，将寒食面用好酒打为糕，入末同研为丸。
【出处】 金兰方

治慢惊风方

【组成】 全蝎 3 克 天南星、朱砂、乳香各 7.5 克 曼陀罗花 21 克 天麻 4.5 克
【主治】 慢惊风。
【用法】 上 6 味为末，每服 1.5 克，薄荷煎汤下。
【出处】 丹波家方

万 能 丸

【组成】 丁香、槟榔各 6 克 莪术、肉桂各 6 克 香附子、青皮各 4.5 克 当归、川芎各 7.5 克 地骨皮 7.5 克 甘草、熊胆各 1.5 克 黄连 0.9 克 茯苓 0.9 克
【主治】 大人积块，气逆欲绝，小儿急慢惊风并痄。
【用法】 上 13 味糊丸，辰砂为衣。

【出处】　寄奇方记

10. 癫　痫

癫痫妙方

【组成】　黄连、木香、钓藤、大黄、雷丸、鹤虱、黑丑、白丁香各24克　熊胆3.5克　沉香5克　朝鲜参3克

【主治】　治小儿万病急惊风，万疳气癖疾，伤食腹痛，下痢，虫积，癫痫，万积气。

【用法】　上11味为末，以蜜75克炼丸，白汤送下。5岁以下，丸麻实大，一日2粒或3粒。10岁以下，丸小豆大。同上，15岁以下，丸大豆大。大人及重病者，丸梧桐子大，一日5粒，可5日、10日或连日服之。

【出处】　加州多贺氏一子相传。

大 宁 心 汤

【组成】　大黄　青皮　芍药　甘草　竹茹　黄连　知母　石膏
【主治】　治小儿惊痫。
【出处】　柴田方函

理 癫 痫 方

【组成】　合水银、白矾、朱砂各6克
【主治】　癫痫。
【用法】　上糊丸，金箔为衣，以将军汤送下。
【出处】　寄奇方记

11. 夜　啼

钩　藤　饮

【组成】　钩藤钩　川芎　蝉蜕　甘草　芍药
【主治】　治夜啼
【用法】　上 5 味，水煎服。
【出处】　校正方舆輗

12. 便　秘

小儿秘结方

【组成】　生荞麦粉
【主治】　小儿大便秘结，不肯服药者。
【用法】　和糖霜服之，暑时调水服之亦佳。
【出处】　病家须知

13. 遗　尿

遗尿奇方

【组成】　反鼻（蝮蛇）30 克　丁香 0.6 克
【主治】　小儿遗尿。
【用法】　上研细末，临卧时用白汤或温酒送下。自 7 岁至 10 岁服 1.5 克。自 10 岁至 15 岁，每岁增 0.3 克。15 岁以上，每服 3 克，不出 20 日即痊。
【出处】　丛桂亭医事小言

尿　床　丸

【组成】　破故纸 30 克　胡椒 6 克　附子 9 克
【主治】　治尿床，因肾元不足。
【出处】　栎窗

治遗尿奇方

【组成】　乌骨鸡粪、甘草、干姜各等分
【主治】　治遗尿奇效。
【用法】　上 3 味为末，白汤送下。
【出处】　春林轩撮要方筌

14. 肿　　胀

金　苓　散

【组成】　苍术　厚朴　陈皮　半夏　藿香　甘草　猪苓　泽泻　桂枝　茯苓
【主治】　小儿肿胀。
【用法】　上 10 味，生姜水煎。
【出处】　校正方舆輗

15. 胎　　毒

三 黄 香 饮

【组成】　大黄、黄连、黄芩各 30 克　鸡舌香 0.3 克　沉香 0.5 克　木香 0.5 克　连翘 0.5 克
【主治】　治小儿胎毒，寒热往来，腹痛。
【用法】　上 7 味咬咀，以沸汤摆出用。

【出处】 金兰方

琥 珀 丸

【组成】 琥珀9克 角石30克 熊胆9克 麝香0.75克 朱砂0.9克 龙脑2.1克

【主治】 治胎毒在咽喉而喘，或痰迷心窍，将发惊痫。

【出处】 柴田氏传

16. 五迟、五软

人参地黄丸

【组成】 山萸 熟地 泽泻 山药 丹皮 茯苓（上药为末，用15克） 人参0.6克 鹿茸1.5克

【主治】 治小儿禀赋不足，肾气虚弱，骨髓不充，囟缝不合，体瘦力弱及发秃。

【功效】 填精补髓。

【出处】 浅田宗伯家方

17. 雀目、内障

五味润明汤

【组成】 当归 赤芍药 黄连 黄芩 大黄

【主治】 小儿雀目和内障。

【用法】 上药煎洗。

【出处】 医疗众方规矩大成

洗 眼 汤

【组成】 当归 荆芥 大黄

【主治】　小儿雀目和内障。

【用法】　煎洗。

【出处】　医疗众方规矩大成

鸡　肝　丸

【组成】　鸡肝1具

【主治】　治小儿疳眼生翳，或雀目者。

【用法】　研细末，和山药末为丸。

【出处】　浅田宗伯

四、外　科

1. 疮疡、肿毒

疮疡解毒汤

【组成】　连翘　槟榔　桔梗　郁金　丁香　沉香　木香　忍冬　红花　甘草

【主治】　治疮疡肿毒。

【出处】　福井枫亭

青蛇（苍玉）

【组成】　乌贼骨、乳香各 30 克　绿青 90 克　枯矾、胆矾各 6 克　黄蜡 240 克　松脂 300 克　香油 400 毫升　醋 300 毫升

【功效】　去毒。

【主治】　治诸肿疡。

【制法】　先煮香油、黄蜡，上沫消时滤净，候温冷交，徐徐下乌贼骨、枯矾、乳香，次下胆矾，而最后俟冷下绿青。另煮醋 1 味，取 100 毫升余，候冷投膏中，搅转以其色如苍玉为佳。

【出处】　勿误药室方函

七　宝　丹

【组成】　牛膝、轻粉各 6 克　鸡舌香 15 克　禹余粮 4.5 克　大黄 24 克

【主治】　治疮毒痼疾，骨节疼痛者。

【用法】　糊丸。

【出处】 吉益东洞

伯 州 散

【组成】 津蟹、反鼻、角石各 60 克　沉香 30 克
【主治】 治一切肿物，恶毒无名疮，消脓。
【出处】 吉益东洞

家方内托剂

【组成】 黄芪、当归（各大）　干姜、人参、糯米（各中）生姜（小）
【主治】 治疮疡，可内托排脓。
【用法】 上 6 味煎服，兼用山甲末美淋酒送下，日二三服。
【出处】 校正方舆輗

紫草四圣散

【组成】 紫草　木通　黄芪　甘草
【主治】 治痘出迟，倒靥者。
【用法】 水煎服。
【出处】 校正方舆輗

苦 荆 丸

【组成】 苦参、荆芥各等分
【主治】 治无名恶疮。
【出处】 新明集

赤 小 豆 汤

【组成】 赤小豆 15 克　麻黄 2.1 克　连翘 1.5 克　桂枝 0.6 克　大黄 1.5 克　生姜 3 克　商陆 3 克
【主治】 治豌豆疮，小疮，疥疮，诸疮毒内攻变肿者。
【用法】 上 7 味以水 400 毫升，先煮赤小豆取 200 毫升，入诸药，煎取 100 毫升，去滓温服，日四。
【出处】 山胁东洋

清 毒 饮

【组成】 天力 桃仁 红花 乳香 没药 大黄 黄连

【主治】 疮疡收靥之时，腹痛甚者，是为毒痛。

【用法】 上 7 味，水煎服。

【出处】 校正方舆輗

六物解毒剂

【组成】 金银花 3 克 川芎 4.5 克 木瓜 6 克 将军 3 克 薏苡仁 4.5 克 土茯苓 1.2 克

【主治】 疗疮毒，骨节疼痛者。

【用法】 上 6 味以水 300 毫升，煎服 150 克升，温服。

【出处】 东洋先生方。

白龙（梅花膏）

【组成】 丁香 6 克 甘松 4.5 克 椰子油 30 克 白蜡 90 克 龙脑 2.4 克 轻粉 1.2 克

【主治】 治面疮及浅近金创打扑。

【制法】 以白绞油 150 毫升，微火煮丁香、甘松膜时，滤净，更上微火入白蜡消尽，离火令热气去，下轻粉和匀，次入龙脑末搅定。

【出处】 勿误药室方函

中 黄

【组成】 香油 1000 毫升 黄蜡 600 克 郁金 60 克 黄柏 36 克

【功用】 散毒解热。

【主治】 治诸热毒肿痛，不问脓有无，不论新久。

【制法】 先煮香油、黄蜡烊消，以旧绢布滤净，候稍冷，下后 2 味搅和炼之。

【出处】 勿误药室方函

紫云（润肌膏）

【组成】 香油 120 克 当归 15 克 紫草根 13.5 克 黄蜡 30 克

家猪油 3 克

【功用】　润肌、平肉。

【主治】　治疮痕色变者。

【制法】　先煮香油，次下当归、猪油，以当归色焦枯为度，稍加火，入紫根为度，令二三沸，速下火滤净，以紫色鲜明为佳。

【出处】　勿误药室方函

2. 痈疽、发背、疔毒

痈疽堰药

【组成】　白及、南星、乌头、黄柏各 6 克　五倍子 3 克（焙）

【主治】　痈疽。

【出处】　青囊秘录

桃　李　饮

【组成】　芙蓉花、叶、茎共 15 克　当归、川芎各 9 克　芍药、生姜各 3 克　冬葵子 6 克

【主治】　治一般痈疽，不问阴阳。

【用法】　上 6 味咬咀，以长流水煎之温服。

【出处】　金兰方

山　青　汤

【组成】　地锦 9 克　桔梗、当归各 9 克　茅花、香附子、厚朴各 3 克　蜜草、金星草各 9 克

【主治】　治痈疽发背脑疽。

【用法】　上 8 味咬咀，水煎温服。

【出处】　金兰方

面疔奇效方

【组成】　蜷（河贝子）　山百合

【主治】 治面疔。

【用法】 上 2 味合捣碎，合和摊纸上，贴疮上，出脓汁即愈。

【出处】 兰轩医谈

治痈疽奇药

【组成】 楸叶（赤目柏）

【主治】 治痈疽。

【用法】 上药单味煎服。

【出处】 兰轩医谈

金 黄 散

【组成】 天花粉、黄柏各等分

【主治】 痈疽，并治诸疮肿痛。

【出处】 勿误药室方函

痈 疽 神 方

【组成】 杨梅皮（蜜炼）3 克　乌犀角 0.3 克

【主治】 痈疽。

【用法】 上药入盐，敷之，出水则愈。

【出处】 疡科方筌

十味败毒散

【组成】 柴胡　桔梗　羌活　川芎　荆芥　防风　茯苓　甘草
樱筋

【主治】 治痈疽及诸般疮肿起，憎寒壮热焮痛者。

【用法】 上 9 味，加生姜水煎。

【出处】 疡科方筌

加味解毒汤

【组成】 黄芪　连翘　黄芩　黄连　黄柏　芍药　当归　栀子
甘草

【主治】 治痈疽大痛不止者。

【用法】　9 味水煎服。
【出处】　疡科方筌

特异万灵散

【组成】　软石膏、南星、赤小豆、草乌各 15 克　乳香 9 克
【主治】　治痈疽发背肿毒等神妙。
【用法】　上为末，蜜水调成膏，从外抹收入。
【出处】　疡科方筌

拔　疔　方

【组成】　南星、巴豆、雄鼠屎各等分
【主治】　诸肿物不用针溃。
【用法】　上 3 味为膏，敷患上。
【出处】　疡科方筌

三物系疔丸

【组成】　巴豆、代赭石、甘遂各 2.4 克
【主治】　治疔毒热剧者。
【用法】　上 3 味为末糊丸，每服 0.9 克或 0.6 克，白汤送下。
【出处】　疡科方筌

治红丝疔奇效方

【组成】　菊叶
【主治】　治红丝疔有奇效。
【用法】　搨碎外敷，或揉汁入热汤中服之。
【出处】　时还读我书

痈　疽　神　方

【组成】　鸡卵 1 枚　面粉 600 克　葱白 1 把　酒 100 毫升　生姜
（切）250 克
【主治】　痈疽发背，诸肿疡不能成脓者，用之其效如神。
【用法】　用水 500 毫升煮之，乘热熨患处，必溃而愈。

【出处】 青囊琐探

3. 臁 疮

治臁疮效方

【组成】 杨梅皮 9 克
【主治】 治臁疮甚有效。
【用法】 用水 200 毫升，煎 100 毫升。日服 300 毫升。
【出处】 内外要论

杨梅荆芥汤

【组成】 杨梅皮　荆芥　桔梗　茯苓　甘草
【主治】 治臁疮。
【用法】 上 5 味水煎洗患处。
【出处】 疡科方筌

橘皮土大黄汤

【组成】 橘皮　土大黄　生山葵　甘草
【主治】 治臁疮及顽癣。
【用法】 上 4 味水煎温服。
【出处】 疡科方筌

蒸 臁 疮 方

【组成】 枯矾　荆芥　虎骨　茯苓　黄连　知母　忍冬
【用法】 上 7 味以醋蒸患处，煎。
【出处】 疡科方筌

4. 瘰疬、流痰

翘 玄 汤

【组成】　连翘3克　玄参、木通各2克　升麻、羌活、山栀各1克　薰陆、甘草各0.5克

【主治】　治真瘰疬初发未成脓者。

【用法】　水煎服。同时兼用夏枯草煎。

【出处】　疡科秘录

夏 枯 草 煎

【组成】　夏枯草（新鲜者）360克　鲫鱼（去肠胃及秽物）240克　贝母（锉，填鱼腹，红线缝合）24克

【主治】　瘰疬初发，未成脓者。

【用法】　上3味，先用醇酒2000毫升，渍夏枯草，煮一日一夜，至500毫升，绞去滓，入鲫鱼更煮半日许，及成膏而止，去贝母，但食鲫鱼及汁，三日食尽，若吐血则止服。

【出处】　华冈家传。

空 穗 汤

【组成】　夏枯草9克　红花、连翘、石菖蒲各6克　营实3克　甘草1.5克

【主治】　治瘰疬属虚者。

【用法】　上6味水煎温服之。

【出处】　金兰方

大 力 子 汤

【组成】　柴胡9克　龙胆1.5克　桔梗、当归、木通、枳实各6克　牛蒡子3克　甘草2.5克

【主治】　治瘰疬属实者。

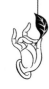

【出处】 金兰方

化 血 汤

【组成】 当归、芍药、川芎、生地黄、黄芪各 3 克　桔梗、皂角子各 6 克　鸡卵 2 个

【主治】 治瘰疬。

【用法】 上 9 味㕮咀，水煎去滓，和鸡卵温服之。

【出处】 金兰方

芩连二陈汤

【组成】 黄芩　黄连　陈皮　茯苓　半夏　甘草　桔梗　连翘　木香　大力子　花粉

【主治】 治瘰疬结核，外皮漫肿色红，或至缺盆、高骨上下发肿，形长，坚硬作痛，名曰马刀，初起并宜服之。

【用法】 上 11 味，加生姜水煎服。

【出处】 疡科方筌

翘 玄 汤

【组成】 连翘　升麻　栀子　黄柏　羌活　玄参　木通　甘草

【主治】 治瘰疬稀汁出，或颈项结核寒热者。

【用法】 上 8 味水煎服。

【出处】 疡科方筌

二 丁 子 丸

【组成】 苦丁子　白丁香　巴豆　斑蝥　僵蚕　磨刀泥　赤小豆

【主治】 治瘰疬。

【用法】 上 7 叶丸末糊丸。

【出处】 春林轩丸散方

治瘰疬结核方

【组成】 丝瓜（烧存性）

【主治】　瘰疬。

【用法】　用酒送下 3 克，日服 3 次。

【出处】　漫游杂记

二味夏枯草汤

【组成】　夏枯草 6 克　甘草 0.6 克

【主治】　瘰疬已溃或未溃。

【用法】　2 味以水 300 毫升，煮取 150 毫升。

【加减】　随症可加川芎、大黄、连翘类。

【出处】　校正方舆輗

犀角消毒丸

【组成】　犀角 1.5 克　荆芥、防风各 3 克　牛蒡子 12 克　甘草 1.5 克　黄芩 6 克

【主治】　治瘰疬及疮疹，毒气壅遏在上部，咽喉胸膈不利者。

【出处】　勿误药室方函

九味柴胡汤

【组成】　柴胡　黄芩　人参　栀子　半夏　龙胆　当归　芍药 甘草

【主治】　治肝胆经热毒瘰疬，或耳内耳下生疮，发热潮热，或 肝经湿热下注，囊痛，便毒肿溃，或小腹胁股结核。

【出处】　勿误药室方函

活络流气饮

【组成】　木通　羌活　柴胡　升麻　白芷　桔梗　薄荷　当归 川芎　红花　甘草　连翘　皂角刺　木鳖子　威灵仙

【主治】　治流注块，或痛或不痛者，或乍寒乍热，亦曰流注风。

【出处】　勿误药室方函

5. 瘿　瘤

治瘿瘤方

【组成】　皂荚小枝（生）12 克　甘草 1.5 克
【用法】　上以水 30 毫升，煎 150 毫升，日 3 服。
【出处】　吉益为则十二律方

6. 骨　瘤

六　草　汤

【组成】　夏枯草　海藻　昆布　紫花地丁　海带　甘草
【主治】　治骨瘤。
【用法】　上 6 味水煎服。
【出处】　疡科方筌

五　海　汤

【组成】　海藻　海螵蛸　海带　昆布　海蛤　三棱　莪术　蒲
黄　桔梗　细辛
【主治】　治骨瘤有奇效。
【用法】　上 10 味水煎服。
【出处】　疡科方筌

7. 肠　痈

七　贤　散

【组成】　茯苓　山药　牡丹　地黄　人参　黄芪　山茱萸

【主治】　治肠痈溃后，疼痛淋沥不已，或精神减少，饮食无味，而色萎黄，自汗盗汗，睡卧不安。

【出处】　勿误药室方函

肠　痈　汤

【组成】　薏苡仁　冬瓜子　牡丹　桃仁

【主治】　治肠痈，腹中疗痛，或胀满不食，小便涩。妇人产后多有此病，纵非痈疽，但疑似间便可服。

【出处】　勿误药室方函

8. 痔疮、脱肛、悬痈

四君子加黄芪槐角汤

【组成】　人参　茯苓　白术　甘草　黄芪　槐角

【主治】　患痔多年，肛门溃烂，有脓血出，臭无比。面色萎黄，肢体倦怠者。

【按语】　津田玄仙曰：予至此用治虚人之痔得大效者，不知其数。故虚痔用补中益气汤虽十八九有效，益气汤不能治之痔，用四君子大剂而治之例亦甚多。

【出处】　疗治茶谈续编

熏　痔　漏　方

【组成】　矾石、朱砂、雄黄各3克　沉香4.5克　百草霜15克

【主治】　治痔漏。

【用法】　桶底穿窍，烧药于桶中熏肛。

【出处】　栗山方函

熏　痔　方

【组成】　忍冬60克　石菖、黄柏、白矾、蛇床子各24克　食盐250克

【主治】　痔疮。

【制法】　以水 1000 毫升，醋 300 毫升，相合，煮药去渣，入桶，其盖穿成孔。

【用法】　令病者跨架盖上，以熏患处，若冷则烧石，从孔投入熏痔之间。

【出处】　方舆輗

内 痔 治 方

【组成】　柿

【主治】　治内痔并下血。

【用法】　上药烧黑，用盐汤送下。

【出处】　医疗众方规矩大成

治痔疮肿痛方

【组成】　黄连、黄芩、黄柏、连翘、芍药、丹皮、槐角各 6 克苦参、大黄各 4.5 克

【主治】　痔疮肿痛。

【用法】　上煎空腹服。

【出处】　医疗众方规矩大成

腾 龙 汤

【组成】　苍术　薏苡仁　甘草　大黄　牡丹皮　桃仁　冬瓜子芒硝

【主治】　痔疮。

【用法】　消痔散肿。

【出处】　本朝经验

胡黄连闭管丸

【组成】　胡黄连 30 克　穿山甲、石决明、槐花各 15 克

【主治】　治痔漏脓水将尽，或遍身诸漏。

【出处】　勿误药室方函

四、外科

调 和 煎

【组成】 栀子 黄芩 黄连 黄柏 防风 荆芥 虎杖 苦参
槐角 芒硝 金凤花

【主治】 治肛门肿痛者。

【用法】 上 11 味以水 250 毫升，煮取 150 毫升，频洗蒸患处。

【出处】 疡科方筌

秦艽防风汤

【组成】 秦艽 防风 当归 苍术 甘草 升麻 桃仁 红花
泽泻 黄柏 将军 陈皮 柴胡

【主治】 治痔疾，每日大便时发痛者。

【用法】 上 13 味水煎。

【出处】 疡科方筌

地 榆 散

【组成】 地榆、黄芪、枳壳、槟榔、黄芩、槐花、白芍、羌活
各 3 克 白蔹 甘草 蜂房

【主治】 治痔疮肿痛者。

【用法】 上 11 味水煎。

【出处】 疡科方筌

赤 石 脂 汤

【组成】 赤石脂 黄芪 甘草 人参 当归 橘皮 升麻 柴
胡 白术

【主治】 治痔疾脏毒真脱肛。

【出处】 华冈青洲

乙 字 汤

【组成】 柴胡 大黄 升麻 黄芩 甘草 当归

【主治】 理痔疾、脱肛痛楚，或下血肠风，或前阴痒痛者。

【出处】 勿误药室方函

治脱肛矾石汤

【组成】　矾石 60 克

【主治】　平素脱肛微者。

【用法】　用水 1500 毫升，煮三五沸，用布浸湿蒸之。

【出处】　芳翁医谈

治患痔经年者方

【组成】　蜗牛 40～50 个

【主治】　患痔疮经年者。

【用法】　上用胡麻油煮为膏用之。

【出处】　漫游杂记

治 肛 痛 方

【组成】　当归　大黄　黄连　黄芩　黄柏　地黄　苦参　莲叶
槐花　防风

【用法】　上 11 味，以水 1000 毫升　煮取 500 毫升，频频熏洗。

【出处】　校正方舆輗

脱肛食治方

【组成】　鳖

【主治】　脱肛不愈者。

【用法】　食之则顿服。

【出处】　先哲医话

烟草固脱方

【组成】　烟草

【主治】　脱肛不收者。

【用法】　煎汤洗之，未几即收。

【出处】　金鸡医谈

良　姜　丸

【组成】　良姜、干姜、人参各3克　赤石脂（酢浸炒）6克　甘草、糯米各1.5克

【主治】　治脱肛。

【出处】　春林轩

治脱肛奇方

【组成】　泥鳅（大者）4～5枚

【主治】　脱肛。

【用法】　上药同冰糖30克，收一个中。半日许，则泥鳅自死，其色必赤，即泥鳅化冰糖成水。乃取其水多涂肛门收之，无不收者。

【出处】　疡科方筌

悬痈神效方

【组成】　大粉草（炙）120克

【主治】　悬痈（会阴脓肿）。悬痈已成者即溃，未成者即消，已溃者即敛。

【用法】　上药以水3碗，用慢火煎之，至已成稠膏，去渣再煎，以稠厚为度。热酒化服。有奇效。

【出处】　续医方启蒙

9. 疝　气

神　效　汤

【组成】　蜜、吴茱萸、茴香、延胡索、益智仁、苍术、香附、当归、乌梅、栀子各3克　砂仁2.1克　甘草（少）

【主治】　治一切疝气，多为热郁于中，寒束予外。

【用法】　上入生姜、灯心煎服。

【加减】　腹胀痛者，加乳香、枳壳。因瘀血而痛者，加桃仁、

川芎，去栀子、益智仁。

【出处】　医疗众方规矩大成

治阴囊偏坠肿方

【组成】　茴香、甘遂各等分
【用法】　为末，每服3克，酒服。
【出处】　青囊秘录

疝气奇方

【组成】　木香　山栀子　砂仁　吴茱萸　橘皮　延胡索　小茴香　乌头　川楝子
【用法】　上13味，水煎服之。
【出处】　青囊秘录

退疝汤

【组成】　茴香、香附、紫苏、陈皮、木香、木通、青皮、三棱、莪术、乌药、川芎、麻黄、枳实、羌活、甘草各等分
【主治】　治偏坠气疼痛，初发憎寒壮热者。
【用法】　上15味生姜水煎。
【出处】　春林轩撮要方筌

当归茴香散

【组成】　当归、茴香、附子、良姜各等分
【主治】　治寒疝小腹痛，绕脐切痛者。
【用法】　上4味水煎服。或加荔枝核甚效。
【出处】　春林轩撮要方筌

治寒疝方

【组成】　通草子
【主治】　寒疝。
【用法】　浓煎服。
【出处】　寄奇方记

四、外 科

疝气立效方

【组成】 柴胡 白芍 当归 茯苓 白术 薄荷 生姜 甘草 木香 川芎 山栀子 青皮

【主治】 诸疝气症，用诸药无效时，服此肝经缓则立效。

【出处】 牛山活套

拳 参 汤

【组成】 拳参6克，甘草0.6克

【主治】 治寒疝挛急，不能转侧，阴缩者。

【用法】 上2味，以水200毫升，煮取100毫升，温服。

【出处】 校正方舆輗

橙 皮 汤

【组成】 橙皮3克 桂枝、大黄各1.5克 槟榔、通草各1.8克 茴香0.6克

【主治】 治癫疝阴肿，或偏坠，牵引腹中而痛者。

【用法】 上6味，水煎服，或加吴茱萸。

【出处】 华冈青洲

曼陀罗木方

【组成】 曼陀罗木少许

【主治】 寒疝腰足痛，或麻痹痿软者。

【出处】 校正方舆輗

止 痛 子 汤

【组成】 苍术 莎草 黄柏 青白 益智仁 桃仁 延胡索 茴香 附子 甘草

【主治】 治诸疝气。

【出处】 勿误药室方函

消 疝 丸

【组成】 吴茱萸、川楝子、木香各等分

【主治】 治疝气。

【出处】 栎窗

疝 痛 方

【组成】 附子 川乌头 肉桂 山栀子 益智仁 缩砂仁 茴香 吴茱萸 茯苓 甘草

【主治】 治疝气腰痛不能立者，有奇效。此属寒疝，故腰痛不能步。

【加减】 寒疝而肿胀者，加枇杷叶、车前子、灯心。

【出处】 当壮庵家方口解

四味茴香散

【组成】 白芍 良姜 茴香 青皮

【主治】 治风寒伤肝，囊茎抽痛，俗名小肠气痛，不可忍者。

【用法】 上4味以汤水煎。

【出处】 疡科方笙

石 榴 皮 汤

【组成】 石榴皮 桂枝 槟榔 接骨木 蜜 甘草

【主治】 治癞疝肾囊硬大者。

【用法】 6味水煎服。

【出处】 疡科方笙

治小儿癞疝肠疝方

【组成】 川芎、胡连各24克 苍术、丝瓜、槟榔、车前子、牛膝、芜荑仁、使君子各12克

【用法】 上9味水煎或为丸。

【出处】 疡科方笙

四、外 科

治偏坠方

【组成】　橙（三年阴干者，烧灰）　地肤子
【用法】　上 2 味为末，和白滚水食远服。
【出处】　浅井传

治疝气妙方

【组成】　白芍　当归　柴胡　茯苓　白术　甘草　生姜　薄荷
木香　川芎　山栀子　青皮
【主治】　诸疝气症用诸药无效时。
【按语】　香月牛山言其使用本方可使"肝经缓则立效，此奇妙
秘方也。"
【出处】　牛山活套

射 干 丸

【组成】　射干 3 克　乌药 6 克　茯苓 9 克
【主治】　治疝毒痛。
【用法】　研细末，用糊为丸，用汤服下，立愈。
【出处】　金鸡医谈

八味疝气方

【组成】　桂枝　桃仁　延胡索　木通　大黄　乌药　牡丹　牵
牛子
【主治】　治寒疝绕脐痛，及脚挛急，或阴丸肿痛，或妇人瘀血，
血块作痛，或阴户突出，肠痈等。凡小腹以下诸疾，属水闭瘀血者
并治。
【出处】　福井枫亭

补 肾 汤

【组成】　沉香　人参　苍术　茯苓　黄芪　木瓜　干姜　附子
苏叶　川芎　甘草　独活
【主治】　治寒疝，肚腹疼痛，泄泻胸满痞塞，或虚火上攻，疝

症积聚及腰痛诸治无效者。

　　【出处】　中川捧心方

疝 气 妙 药

　　【组成】　当归　香附　苍术　益智仁　栀子　砂仁　吴茱萸　橘核　延胡索　川乌　川楝子　木香

　　【用法】　上 13 味水煎。

　　【出处】　青囊秘录

10. 中　　毒

艳 汞 散

　　【组成】　甘汞 0.6 克　龙脑 0.45 克　麦粉 6 克　朱砂（适宜以桃花色为度）

　　【主治】　治中毒而未深痼者。

　　【制法】　分为 12 帖。

　　【出处】　勿误药室方函

玉 穗 汤

　　【组成】　荆芥　橘皮　山楂子

　　【主治】　治兽鱼肉毒，头痛寒热，面红肿，或身发赤斑。

　　【用法】　上 3 味，以水 200 毫升，煮取 100 毫升，日 3 服。

　　【出处】　养寿院方

治食毒腹痛方

　　【组成】　白扁豆 4.5 克

　　【用法】　水煎服。

　　【主治】　治中诸食毒或药毒等腹痛者，其效如神。

　　【加减】　加生姜 1.5 克亦佳。

　　【出处】　牛山活套

11. 解 酒

禁 酒 方

【组成】 马汗

【主治】 嗜酒。

【用法】 上药和酒服，吐下而后恶酒。

【出处】 渡边玄象

戒酒苍耳方

【组成】 苍耳子

【主治】 嗜酒。

【用法】 上药和酒服。

【出处】 立原翠轩

解 酒 妙 方

【组成】 缩砂仁

【主治】 善解酒毒，并能消食。

【出处】 先哲医话

连葛解醒汤

【组成】 黄连 葛根 滑石 栀子 神曲 青皮 木香

【主治】 治酒积，腹痛泄泻。

【出处】 勿误药室方函

翁 丸

【组成】 阿仙药 30 克 桂枝 4.8 克 甘草、薄荷各 6 克 人参、黄连各 1.5 克 龙脑 0.15 克 丁香 0.6 克

【主治】 治气倦胸塞。解酒醒。

【出处】 浅田宗伯家方

五、伤　科

1. 跌 打 损 伤

和 经 汤

【组成】　乳香　没药　川芎　牡丹皮　白芍　白芷　当归
甘草

【主治】　治一切损伤。

【用法】　8 味水煎。

【出处】　疡科方筌

武 良 年 登

【组成】　合欢皮　续断根　樟脑　食盐少

【主治】　打扑损伤。

【用法】　上 3 味以烧酒 250 毫升，煎取 200 毫升，蒸患处。

【出处】　华冈青洲

杨 柏 散

【组成】　杨梅皮、黄柏各等分　犬椒减半

【主治】　治打扑损伤。

【出凳】　勿误药室方函

五 应 散

【组成】　角石、南星、黄柏各 6 克　大黄 3 克　胡椒 1.5 克

【主治】　治打扑。

【用法】　上药为末，用酒炼贴之。

【出处】　伊藤良达

打扑救急方

【组成】　葱（不论青白）数十茎

【主治】　打扑折伤。

【用法】　煮饮其汁，以其渣乘热熨患处，此方极佳，不待余药而愈，实急救良法也。

【出处】　游相医话

治 打 扑 方

【组成】　山栀、朱砂各1.5克　杨梅皮、小麦各6克　醋（少）鸡子白2个

【用法】　上6味炼合，涂患处。

【出处】　外科神书

打扑蒸药方

【组成】　续断　杨梅皮　莪蕱18克　乳香　酒檀54克

【用法】　上5味水煎，蒸痛处。

【出处】　外科神书

断　血　方

【组成】　金毛狗脊30克　明矾9克　血竭少许

【主治】　伤损出血。

【用法】　3味为末，掺之，血即止。

【出处】　校正方舆輗

治打扑一方

【组成】　萍蓬　朴樕　川芎　桂枝　大黄　丁香　甘草

【主治】　跌扑伤损。

【出处】　香川修庵

起 泡 膏

【组成】 补还眉标（即芫青）3克　左突　巴豆3粒

【功用】 拔毒去痛，呼脓除腐。

【主治】 治痛风，霉毒，跌扑闪肭，一切瘀血凝滞者。

【制法】 上药以巴豆研细，和补还眉标末，次入左突调和，加酢少许修炼。

【出处】 勿误药室方函

2. 金 疮

白云（白璧）

【组成】 香油1000毫升　白蜡600克　粉锡480克　椰子油12克　轻粉、樟脑各12克

【功用】 解热止痛。

【主治】 治金疮、下疳、便毒，及一切溃疡。痔疾痛甚者尤神验。

【制法】 先煮香油，次下白蜡溶化，以细旧绢滤净，入椰子油、轻粉、樟脑搅和，候温冷定，以粉锡徐徐投入膏内，不住手搅之，看稍凝，其色如白璧为度。

【出处】 勿误药室方函

缚 血 散

【组成】 反鼻（烧）　人参0.6克　紫檀、血竭、鼹鼠（烧）各0.9克

【主治】 治金疮脱血欲死者。

【用法】 上5味为末贴，或以独参汤服1.5克或3克。

【出处】 青洲秘方

3. 骨 折

疗折伤方

【组成】　蛇骨、天南星各等分　小麦倍加
【用法】　上为细末，加丹末研调，以薄红为度。
【出处】　方函

4. 烫 火 伤

治烫火伤方（一）

【组成】　石膏、滑石各半
【主治】　烫火伤。
【用法】　用水溶化，洗患处，立治，不留疮瘢。
【出处】　金鸡医谈

治烫火伤方（二）

【组成】　胡瓜
【用法】　上捣绞取汁，涂患处，最要捷之方。
【出处】　校正方舆輗

5. 冻 伤

治冻风奇方

【组成】　茄子根　葱白
【主治】　冬月受冷，手足浮肿发痒，甚则变黑腐烂。

【用法】　上 2 味煎洗。
【出处】　疡科琐言

扫 冻 煮 散

【组成】　土茯苓 6 克　干姜 3 克
【主治】　治冻疮未溃者，应效如神。
【用法】　上 2 味细锉，盛于绢袋，醮酽醋置火上，乘热熨患处，日三四次。轻者二三日，重者七八日，不溃而痊愈。
【出处】　青囊琐探

6. 虫 兽 伤

甘草解毒汤

【组成】　甘草　忍冬　白矾
【主治】　虫兽伤。
【用法】　上 3 味以水 200 毫升，煮 100 毫升温服。
【出处】　奥村良筑

治毒鼠及诸虫兽咬伤，痛不可忍方

【组成】　麝香 9 克　丁香、五倍子、百草灰各 3 克
【用法】　上 4 味，合末，藕胶和匀，敷之。
【出处】　校正方舆輗

治鼠毒发热振寒，烦躁谵妄，如见鬼状方

【组成】　薰陆、大黄、巴菽、石灰、鸡矢白各 9 克　龙肝 2.3 克
【用法】　上 6 味为末，取生鲫鱼捣烂，和药末敷之。
【出处】　伊豫州谷了闲

宽 中 丸

【组成】　马钱子 30 克　雄黄、郁金、黄连、铁粉各 15 克　大黄

21 克　巴豆 40 个

　　【主治】　疯犬咬伤及扑坠损伤。

　　【用法】　7 味糊丸。

　　【出处】　奥村良筑

疗疯犬毒方

　　【组成】　杏仁 9 克　桃根皮 6 克

　　【用法】　上 2 味，以水 200 毫升，煮取 100 毫升，日 2 剂。别以杏仁、葱白俱杵成泥，敷疮口，灸数十壮，令口不合，甚妙。

　　【出处】　养寿院方

獒狗咬伤方

　　【组成】　黄连、木贼各半

　　【主治】　狗咬。

　　【用法】　上烧灰，用赤砂糖熔化，敷患处，则痛剧甚。流出黄水，乃用虾蟆烧食之，则化脓而愈，绝不再发。

　　【出处】　时还读我书

治狗咬奇效方

　　【组成】　蒜根

　　【主治】　猘狗（疯狗）伤。

　　【用法】　外擦，或以内服，有奇效。即宿毒再发者，用此亦佳。

　　【出处】　时还读我书。

治鼠犬猫咬方

　　【组成】　甘草 3.5 克　牡蛎、胡椒各 15 克　硝石

　　【用法】　上药为末酒服。

　　【出处】　青囊秘录

治疯犬伤方

　　【组成】　土茯苓 6 克　川芎 3 克　甘草 1.5 克

　　【用法】　上药煎服。

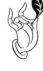

【出处】　青囊秘录

建　珠　散

【组成】　胡椒 45 克　牡蛎 15 克　甘草 4.5 克
【主治】　治疯犬、蝮蛇、毒虫咬伤，兼治河豚毒。
【制法】　为细末。
【用法】　以木叶匕轻抄为 1 服，以酒送下，以醉为度服已。
【出处】　卜石元俊传

7. 麻　醉

麻　沸　汤

【组成】　风茄子 12 克　白芷、南星各 3 克　乌头 6 克　川芎、当归各 6 克
【主治】　麻醉之药。
【用法】　上 6 味为粗末，水煎。
【出处】　青囊秘录

华冈麻沸汤

【组成】　风茄子 18 克　白芷、南星（炒）各 6 克　川芎、当归、乌头各炒 9 克
【主治】　麻醉用药。
【用法】　上粗末，水煎，大人 6 克，小儿 3 克。
【出处】　青囊秘录

麻醉敷药方

【组成】　蟾酥 6 克　乌头、生半夏各 12 克　防风 3 克
【功用】　麻醉。
【用法】　上为细末，以蜜敷之。
【出处】　赞岐崛右膳传

六、皮　肤　科

1. 癣　疥

乌　星　散

【组成】　乌头、南星各等分

【主治】　治顽癣。

【用法】　上为末，以麻油炼敷。

【出处】　青囊秘录

治 顽 癣 方

【组成】　硫黄、大黄、乌头、胆矾、黄柏各 6 克　轻粉（少）

【用法】　上 6 味为丸，以生姜汁炼敷患处。

【出处】　青囊秘录

雄　黄　膏

【组成】　枫子油 15 克　雄黄 1.5 克

【主治】　治顽癣。

【出处】　本间枣轩

巴　豆　酒

【组成】　巴豆、蓖麻子各 6 克　胡麻 12 克　大风子 9 克

【主治】　治疥癣。

【制法】　研细为泥，以绵袋盛，浸酒一宿，温折之。

【用法】　凡 7 日，小人老儿直以药末和酒，涂疮上 1 次。摩疮上

法，慎勿近眼胞及阴处，以发脓汁为度。候其毒尽汤沐。凡诸疮内攻为肿，诸药不能奏其效者，外折疮痕，其毒气沸沸，则小便即快解。

【出处】　本朝经验

浮　萍　汤

【组成】　浮萍　当归　川芎　荆芥　麻黄　甘草　芍药
【主治】　治诸风癣疥癞疮。
【出处】　勿误药室方函

治疥癣奇丸

【组成】　矾石、大黄各 6 克　大风子 15 克　土茯苓 9 克　麝香 0.9 克
【主治】　疥癣。
【用法】　用米为丸，卧时用汤服下。
【出处】　金鸡医谈

治癣疮难愈方

【组成】　断肠草（钩吻）
【主治】　癣疮难愈者。
【用法】　上药捣汁敷患处，水出而治。
【出处】　金鸡医谈

治阴癣妙方

【组成】　慈菇不拘多少
【主治】　阴癣。
【用法】　上捣烂取汁，和牡蛎细末调敷患处，七八日必见效。
【出处】　青囊琐探

除　湿　丸

【组成】　硫黄 60 克　大黄 30 克　丁香 3 克
【主治】　治疥癣。
【出处】　浅田宗伯家方

疥癣药汤方

【组成】　大黄、当归各 30 克　独活、柴胡、苍术、厚朴、禹余粮各 15 克　桂枝 12 克　忍冬 72 克　汤花 180 克　苏叶 45 克　芍药 120 克

【主治】　疥癣。

【制法】　上药研粗末，盛绵囊内煮汤。

【用法】　频频浴洗。

【出处】　大阪小山忠兵卫传

摺 疥 丹

【组成】　山椒 50 个　樟脑、矾石各 24 克　水银 6 克　胡桃 10 枚　雷丸 90 克

【主治】　治疥疮 7 日愈。

【用法】　上 6 味为末，裹囊摺疥疮，奇验。

【出处】　寄奇方记

升麻和气饮

【组成】　升麻、葛根、白芷、陈皮、苍术、桔梗、甘草各 3 克　当归、茯苓、半夏、枳壳、干姜、大黄各 2.7 克　芍药 2.1 克

【主治】　疮疥发于四肢，痛痒异常。甚则憎寒发热，阴下湿痒，虚人宜服。

【用法】　上入生姜、灯心煎服。

【出处】　医疗众方规矩大成

赤 小 豆 汤

【组成】　赤小豆　当归　商陆　泽泻　连翘　芍药　防己　猪苓

【主治】　治年少血气俱热，遂生疮疥，变为肿满，或烦或渴，小便不利。

【出处】　勿误药室方函

2. 湿痒、囊癣

枯 矾 散

【组成】 枯矾 15 克　石膏、轻粉、黄丹各 9 克
【主治】 治痒湿。
【用法】 上为末，温汤洗净擦药。
【出处】 春林轩丸散方

孙子三黄汤

【组成】 将军　黄芩　栀子
【主治】 治下焦湿热者速效。
【用法】 3 味水煎服。
【出处】 疡科方筌

槐 木 汤

【组成】 槐木皮　蛇床子　蒲黄 15 克　苦参 6 克　枯矾、大黄各 9 克
【主治】 治痔疮、阴囊阴户肿痛诸症，湿疮频搔痒者。
【用法】 上 7 味，水煎洗患处。
【出处】 疡科方筌

治 囊 癣 方

【组成】 枯矾 4.5 克　白砂糖 15 克　黑砂糖 7.5 克
【主治】 治囊癣。
【用法】 上为末，疮口润者，涂之。燥者，和大黄汁。
【出处】 生生堂中神家神方

矾 脑 煎

【组成】 白矾　连翘　樟脑　防风　荆芥

172

【主治】 治阴囊阴门湿癣者。

【用法】 上以白矾以下四味水煎，汤成，下白矾温洗患处。

【出处】 疡科方筌

治阴囊湿痒蒸洗方

【组成】 陈茶1撮　苍术6克　皮硝9克　花椒、蛇床子、白矾各3克　煨盐15克　苍耳子适量

【主治】 治一切阴囊湿痒。

【用法】 上用水800毫升煎汤，去渣，入盐、硝、矾，泡化，先煮后洗，三四次即断痒。

【出处】 青囊琐探

3. 梅疮、结毒

大百中饮

【组成】 土茯苓（上品）210克　牛膝3克　甘草5.5克　黄连4.2克　槟榔子、人参（直根）、大黄（此一味不佳者无效）、肉桂（上品）、黄芩、沉香（上品）、川芎各3克　杜仲8.4克

【主治】 下疳、梅毒疮及其他一切湿毒难症，有神效。

【用法】 上剂药，分为7帖，作7日煎服。

【禁忌】 服药期间，忌一切鱼、鸟、酒、房事、盐等。

【出处】 疗治茶谈

蚯蚓油

【组成】 蚯蚓10个

【主治】 诸结毒疼痛。

【用法】 浸烧酒去土，以麻油100毫升煮70～80毫升去渣。

【出处】 寄奇方记

口传霉疮方

【组成】　蔓荆子、皂角子各百目　山归来①30 克　甘草 15 克
【主治】　霉疮结毒。
【出处】　寄奇方记

熏 霉 疮 方

【组成】　忍冬 9 克　百草霜 9 克　朱砂 4.5 克
【主治】　梅毒。
【用法】　上分作 7 条，7 日内熏之。
【出处】　片冈升卿

五物解毒汤

【组成】　荆芥、鱼腥草各 1.5 克　川芎 0.9 克　大黄 0.6 克　金银花 2.1 克
【主治】　治诸结毒。
【用法】　上 5 味，以水 200 毫升，煮取 100 毫升服。
【出处】　和方一万方

反鼻解毒汤

【组成】　羌活　川芎　连翘　反鼻　大黄　甘草
【主治】　结毒在上部，攻于肩背耳鼻。
【用法】　水煎服。
【出处】　和方一万方

桔梗解毒汤

【组成】　禹余粮 24 克（或 30 克、60 克～150 克）　桔梗 3 克
甘草、川芎、余容②各 0.9 克　黄芪、大黄各 0.6 克

---

①山归来：即土茯苓。
②余容：白芍之异名。

【主治】 疔结毒、咽喉、口舌、唇鼻破坏，声哑，或成瘰疬。

【用法】 上 7 味 以水 500 毫升，煮取 300 毫升，其渣再以水 500 毫升，煮至 250 毫升，共合，一日服尽。

【禁忌】 茶酒、肉面、青菜。

【出处】 和方一万方

端 的 丸

【组成】 川芎、黄芩、大黄、槟榔各 12 克　地骨皮、土茯苓各 9 克　连翘、荆芥、乌蛇各 15 克　苦参 7.5 克　忍冬 9 克　轻粉 7.5 克　朱砂 1.5 克　黄柏 12 克

【主治】 治霉疮结毒，筋骨疼痛，下疳便毒，霉痔漏烂，腐肉臭败，不能收敛者。

【用法】 上 14 味，为末糊丸，空心以汤送下 1.8～2.7 克。

【出处】 春林轩丸散方

五星化毒丸

【组成】 白花蛇、白鲜皮、钟乳石各 6 克　生生乳、露蜂房各 3 克　穿山甲、乳香、乱发霜、鸡冠雄香、大黄各 9 克　朱砂

【主治】 治霉疮数年胶固沉深之症者。

【用法】 上 11 味为糊丸，以白汤送下。每服 0.6 克，日二服，夜一。

【出处】 春林轩丸散方

龙 门 丸

【组成】 滑石 15 克　梅肉（盐渍者，烧存性）、栀子各 6 克　巴豆、轻粉各 2.4 克

【主治】 治诸疮结毒者。

【用法】 上 5 味为糊丸，以白汤送下。

【出处】 春林轩丸散方

杨梅疮消毒加减一方

【组成】 当归、川芎、桔梗、沉香、木香、丁子、羌活、独活、

大黄、甘草各 3 克　土茯苓 3 克　荆芥、防风、牛蒡子、射干各 3 克

【主治】　杨梅疮发于头面，头痛如裂。

【加减】　热盛者，去沉香、木香、丁子，加黄连，黄芩。身后痛而热者，加黄芩。

【出处】　当归庵家方口解

梅毒熏药

【组成】　沉香 7.5 克　朱砂 1.5 克　轻粉　铅粉 3 克

【主治】　梅毒。

【用法】　上为一，各 1 克分用纸包，嗅之。

【出处】　青囊秘录

治梅毒熏方

【组成】　沉香　朱砂　大黄

【主治】　下疳玉茎腐烂者。

【用法】　上 8 味，入纸卷灯油，如加灯心，火光所及，焰末熏脐中，有验。

【出处】　寄奇方记

治下疳初起方

【组成】　稻苗（未栽者）

【主治】　下疳初起未死疮痂者。

【用法】　上药曝干煎服。

【出处】　杨友的

皂翘丸

【组成】　连翘 1.8 克　皂夹 1.2 克

【主治】　湿毒头痛，发热，或肢体痉挛，肩脊疼痛等症，梅疮未发者。

【用法】　上 2 味为细末，加黄芪、桔梗各 3 克，入水二杯，煎一杯半，饮汤服。

【出处】　医疗众方规矩大成

解 毒 剂

【组成】　萆薢 2.4 克　荞麦 3 克　大黄、川芎各 1.8 克
【主治】　湿毒头痛及已发梅疮，或生于口舌等处，舌黑，咽喉肿痛，眼目浮肿，耳鸣头痛，筋骨疼痛，便毒脓淋，痔漏，疥癣臁疮等诸恶疮。
【用法】　上 4 味，入水 200 毫升，煎 100 毫升，温服。
【出处】　医疗众方规矩大成

三 蛇 散

【组成】　乌蛇　白蛇　反鼻
【主治】　杨梅疮。
【用法】　上 3 味等分为末，用酒送下，可发之。
【出处】　灯下医谈

治霉毒奇方

【组成】　狼毒霜
【主治】　霉疮头痛，生痦瘰，或耳鸣目赤痛，鼻梁塌等症。
【用法】　上 1 味为细末，酒下 9 克。
【出处】　医疗众方规矩大成

下 疳 洗 方

【组成】　荆芥　薄荷　黄柏
【主治】　男女阴痒。
【用法】　上 3 味等分，水煎洗之，可散毒气，屡效。
【出处】　医疗众方规矩大成

疳疮敷药方

【组成】　乌贼骨　枯矾　阿仙药　黄柏
【主治】　疳疮及一切肿物。
【用法】　上 4 味为细末，炼合敷之。
【出处】　医疗众方规矩大成

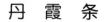

丹 霞 条

【组成】 水银 6 克　朱砂 3 克　沉香 6 克　铅 4.8 克　人参 1.5 克

【主治】 治梅毒骨痛，下疳头疮等证。

【制法】 上药分为 24 份，每一个作纸捻，于香炉上慢烧之。

【用法】 以纸筒引烟之鼻中熏之，口含冷水有涎吐出。

【出处】 栗山方函

面 粉 散

【组成】 面粉、白芥子（研）各 24 克

【主治】 治便毒不起胀及不发溃者。

【制法】 上药放绢袋内盛，浸滚汤。

【用法】 频频浸患处。

【出处】 霉疬新书

锻 石 汤

【组成】 石灰 90 克（以滚汤 100 毫升，搅匀，去渣不用，）　焰硝 12 克　胆矾 0.9 克

【主治】 治下疳疮渐渐侵蚀，不可遏止者。

【制法】 上药投入石灰汁中。

【用法】 温频洗患处。

【加减】 若为水泡者，去胆矾，加矾石。

【出处】 霉疬新书

九味柴胡汤

【组成】 柴胡　黄芩　木通　当归　栀子　泽泻　地黄　车前子　甘草

【主治】 治霉毒。

【出处】 森枳园

六、皮 肤 科

桔梗解毒汤

【组成】 禹余粮　川芎　大黄　桔梗　黄芪　芍药　甘草
【主治】 治霉毒在咽喉声哑者。
【出处】 方舆𫐐

奇良附汤

【组成】 禹余粮　人参　附子　桔梗　桂枝　干姜　当归　黄芪　甘草
【主治】 治霉毒一切痼疾，身体羸瘦虚弱，不可与峻利者。
【出处】 华冈青洲

连 翘 汤

【组成】 桔梗　甘草　连翘　木通　红花
【主治】 治胎毒。
【出处】 本朝经验

红 花 散

【组成】 沉香　丁香　金银花　郁金　木香　槟榔　大黄　桔梗　连翘　红花
【主治】 治胎毒，血毒，寒热往来，腹痛，胸膈痞塞，疳虫等诸证。
【出处】 本朝经验

解 毒 剂

【组成】 禹余粮　川芎　大黄　茯苓　木通　忍冬　甘草
【主治】 治霉疮、便毒、下疳、结毒、发漏、筋骨疼痛诸坏证，及癣、𤻤疮，诸恶疮、脓淋。
【出处】 香川修德

葳 蕤 汤

【组成】 葳蕤　禹余粮　当归　川芎　鹿角　木通　黄连

甘草

　　【主治】　虚弱霉毒。

　　【出处】　本朝经验

遗　粮　汤

　　【组成】　禹余粮　忍冬　大黄　荆芥　防风　川芎　朴樕

　　【主治】　治霉疮，或身疼痛者。

　　【出处】　勿误药室方函

麟角解毒汤

　　【组成】　葳蕤　禹余粮　当归　川芎　木通　黄连　黄芩　白芍　苄沉　甘草

　　【主治】　通治结毒。

　　【出处】　霉疮约言

六　度　煎

　　【组成】　芍药　当归　黄芪　禹余粮　附寺　虎胫骨

　　【主治】　治霉毒，筋骨疼痛，诸药不效，形体虚惫者。

　　【出处】　浅井南溟

马　明　汤（一）

　　【组成】　蚕蜕　大黄　郁金　石膏　甘草

　　【主治】　治胎毒。

　　【出处】　本朝经验

六物解毒汤

　　【组成】　禹余粮　金银花　川芎　薏苡仁　木瓜　大黄

　　【主治】　治霉疮，骨节疼痛。

　　【出处】　霉疬新书

马　明　汤（二）

　　【组成】　鹧鸪菜　忍冬　红花　石菖根　蚕蜕　甘草

【主治】　治眼疾先天遗毒者，及结毒入眼，或疳眼等诸证。

【出处】　本朝经验

加味四物汤

【组成】　当归　地黄　知母　黄柏　黄连　蔓荆子　栀子　川芎

【主治】　梅毒有壮热。

【用法】　先用此汤，后用奇良剂。

【出处】　福井枫亭

六百中饮（一名奇验方）

【组成】　禹余粮　牛膝　甘草　黄连　槟榔　人参　大黄　桂枝　黄芩　沉香　川芎　杜仲

【主治】　治下疳梅疮及其他一切湿毒，积年不愈，或头面腐溃，或鼻柱陷塌，已成废痼者。

【出处】　本朝经验

导 水 汤

【组成】　苍术　茯苓　槟榔　木瓜　茅根　猪苓　泽泻　厚朴

【主治】　治梅疮遗毒。

【出处】　本朝经验

黑 豆 汤

【组成】　黑豆　桔梗　红花　大黄　甘草

【主治】　治霉疮入服轻粉，口中腐烂、齿龈出血不止者

【出处】　勿误药室方函

呈星海一方

【组成】　禹余粮　白鲜皮　金银花　荆芥　薏苡仁　木通　薄荷　当归　防风

【主治】　治霉毒，筋骨疼痛。

【出处】　呈星海医按

紫根牡蛎汤

【组成】 当归 芍药 川芎 大黄 升麻 牡蛎 黄芪 甘草 忍冬 紫根

【主治】 治杨梅疮毒，瘤疾沉疴，无名顽疮，及痒疮险恶证。

【出处】 霉疬新书

小 解 毒 汤

【组成】 禹余粮 滑石 泽泻 阿胶 茯苓 木通 忍冬 大黄

【主治】 治下疳，茎中痛，脓出者。

【出处】 栗山方函

逍遥解毒汤

【组成】 当归 芍药 白术 柴胡 栀子 金银花 茯苓 薏苡仁 连翘 甘草

【主治】 治杨梅结毒不除，腹中有热，肌肉瘦削，俗曰湿劳。或诸疮久不愈。

【出处】 霉疮约言

马 明 丸

【组成】 马明退①（黑烧）6克 石膏3克 郁金、红花各4.5克 甘草1.5克 大黄2.1克

【主治】 治眼疾属先天遗毒，及结毒入眼，或疳积等证。

【出处】 本朝经验

梅 肉 丸

【组成】 梅肉、栀子各4.5克（共烧存性） 巴豆、轻粉各2.1克

---

①马明退：蚕蜕之异名。

【主治】 诸恶疮毒，疳疮，其他无名顽疮。并治霉毒，便毒，疥癣，沉痼内攻证。

【出处】 吉益东洞

化 毒 丸

【组成】 乳香 30 克　生生乳 3 克　大黄、雄黄、乱发各 9 克

【主治】 治霉毒沉深及偏枯，一切痼毒腹痛等。

【制法】 朱砂为衣。

【出处】 山胁东洋

甘 汞 丸

【组成】 甘汞 3 克　黄连解毒末 9 克

【主治】 治结毒毒深，骨节难屈伸者。

【出处】 华冈青洲

鼹 鼠 丸

【组成】 轻粉、大黄各 9 克　鼹鼠霜、赤小豆各 15 克　禹余粮 9 克

【主治】 治霉毒痼疴，或胎毒耳聋。

【用法】 上药为末糊丸。

【出处】 吉益南涯

天石应钟散

【组成】 川芎 9 克　大黄 6 克　天石 9 克

【主治】 治霉家头痛。

【出处】 华冈青洲

霉 毒 蒸 剂

【组成】 蛇床子　苦薏　忍冬　荆芥

【主治】 治下疳疮，及烂疮痒痛者。

【出处】 霉毒要方

神 水 膏

【组成】 水银3克 万贞鹿（即家猪油）30克

【功用】 解凝消结。

【主治】 治霉毒骨块，及关节肿痛，并疣赘溃疡。又治结肿、瘰疬、乳核、鹅掌风。

【制法】 混和搅匀。

【出处】 华冈青洲

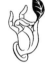

4. 癫风、汗斑

密 陀 僧 散

【组成】 硫黄、雄黄、蛇床子各6克 石黄、密陀僧各3克 轻粉1.5克

【主治】 治白紫癜风、汗斑。

【用法】 上6味为末，醋调搽。

【出处】 春林轩丸散方

四 黄 散

【组成】 石黄 雄黄 白附子 雌黄 川槿皮

【主治】 治紫白癜风，皮肤作痒，日渐开大者。

【用法】 上各等分，为末，以醋、姜汁搽患处。

【出处】 春林轩丸散方

治赤白癜风奇方

【组成】 附子皮 硫黄 矾石 铁精

【主治】 赤白癜风。

【用法】 上4味，各等量研为细末。先使患者浴去垢腻，将药贴于患处，乃用火焙干。复浴贴药，焙火如前法，日三四遍，数日必愈。

【出处】 青囊琐探

经验癜风方

【组成】 焰硝、硫黄各半
【主治】 白癜风。
【用法】 上研细末，调醋敷患处，有神效。
【出处】 青囊琐探

秃 癣 散

【组成】 雄黄6克　硫黄12克　胆矾3克　大黄9克
【主治】 治癜风及肾囊风。
【用法】 和醋敷。
【出处】 勿误药室方函

5. 头　　疮

土 骨 皮 汤

【组成】 土骨皮　红花　甘草　柴胡　莪术
【主治】 治头疮。
【出处】 本朝经验

大 芎 黄 汤

【组成】 忍冬　红花　连翘　苍术　荆芥　防风　川芎　大黄
甘草
【主治】 治头疮。
【出处】 竹中氏传

治 癣 一 方

【组成】 忍冬　朴檄　石膏　芍药　大黄　甘草　当归
【主治】 皮肤疮癣。

【出处】 竹中氏传

治头疮一方

【组成】 忍冬　黄芩　连翘　荆芥　防风　川芎　大黄　甘草
【主治】 头疮。
【出处】 福井家方

6. 脱发、脱眉

发　生　方

【组成】 狼粪霜　桐油
【主治】 脱发。
【用法】 脱上 2 味炼敷。
【出处】 青囊秘录

洗　药　方

【组成】 蛇床子　侧柏叶
【主治】 治眉毛痒且落者。
【用法】 水煎洗之。
【出处】 青囊秘录

眉毛脱落奇方

【组成】 雷丸油　粪虫霜
【主治】 眉毛脱落。
【用法】 上和贴。
【出处】 青囊秘录

藁　本　散

【组成】 藁本、白芷各等分
【主治】 治粘发及殖发。

【制法】 为细末。
【用法】 调香油涂之。
【出处】 勿误药室方函

发 生 散

【组成】 石长生（俗称箱根草）12 克　反鼻、蝙蝠各 3 克
【主治】 治头发秃落。
【制法】 各为霜。
【用法】 以香油贴之。
【出处】 勿误药室方函

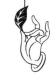

7. 酒 皶 鼻

治酒皶鼻瓜丁方

【组成】 瓜蒂　丁香
【主治】 酒皶鼻。
【用法】 先以针乱刺，后敷二药之一，水出则愈。
【出处】 灯下医谈

羑 祐 汤

【组成】 硫黄、大黄、黄连、黄芩各 12 克
【主治】 治鼻赤不热，血入肺成酒皶鼻者。
【用法】 上㕮咀，水煎温服。
【出处】 金兰方

典 左 汤

【组成】 黄芩 3 克　大黄 9 克　升麻、川芎各 6 克
【主治】 治酒渣鼻。
【用法】 上㕮咀，以水 300 毫升，煮去滓，温服。
【出处】 金兰方

葛根红花汤

【组成】　大黄、黄连、栀子、葛根、芍药、生地、红花各 3 克
甘草 0.6 克

【主治】　酒渣鼻之剧症。

【用法】　上 8 味以水 400 毫升，煮取 200 毫升，渣再以 400 毫
升，煮取 150 毫升，日 2 剂。服汤数日，觉患处痛痒，则将四物硫黄
散擦鼻上。

【出处】　校正方舆輗

治酒皶鼻方（一）

【组成】　黄连　大黄　山栀　葛根　芍药　地黄　红花　甘草

【主治】　治酒皶鼻。

【用法】　水煎服。

【出处】　生生堂中神家方书

酒 皶 鼻 方

【组成】　硫黄 6 克　轻粉 0.9 克　柏霜 0.9 克

【主治】　酒皶鼻。

【用法】　上药和蜡敷。

【出处】　寄奇方记

酒皶鼻敷药

【组成】　乳香、硫黄、巴豆各 0.3 克　轻粉（少）

【主治】　上 4 味为末，蜜炼和擦之。

【出处】　疡科方筌

治酒皶鼻方（二）

【组成】　黄连　大黄　栀子　芍药　红花　甘草　地黄

【主治】　酒皶鼻。

【出处】　本朝经验

8.大麻风

补 天 丸

【组成】 大风子 120 克 鹿头霜、乌蛇、白蛇各 24 克 片脑 6 克 大黄 36 克 血蝎 9 克 银箔 0.6 克 珍珠 6 克 金箔（为衣） 0.9 克

【主治】 治诸癞疾。

【用法】 服之半月余，与龙门丸取下，下后服通圣散，或桂枝加术乌汤。

【出处】 华冈青洲

再 造 散

【组成】 郁金 15 克 皂角刺 3 克 大黄 30 克 牵牛子、反鼻各 18 克

【主治】 治大风及霉毒，不择新痼。

【出处】 山胁东洋

治 大 风 方

【组成】 大风子 240 克（去壳） 乌蛇、白蛇（去皮骨，浸酒）各 3 克 苦参、海风藤各 60 克 当归、芍药、柴胡、山栀子、红花、细辛各 30 克

【主治】 大麻风。

【用法】 上 11 味为细末，酒糊丸如梧桐子大。

【出处】 寄奇方记

回天神秘方

【组成】 大风子（去皮）150 克 天灵盖 15 克 荆芥（烧焦）、大黄、黄柏、炉甘石各 9 克 葫芦（烧灰）2 克

【主治】 治癞病，手足胺削者，如染有黑色白色者，口眼㖞斜

者，或须眉脱落者，面身隐起者，肿胀者，如红醉者，有斑点者，肌肤破坏者，麻木不仁者，骨节拘挛者。

【用法】　上药用糊为百丸，用白汤送下。

【出处】　津田玄仙

神仙百中散

【组成】　人参、白蛇、乌蛇、血竭、珍珠各 18 克

【主治】　治紫赤黑白癞疾，屡试屡效。

【用法】　上为细末，日服 3 克，加金粉 0.5 克用白汤送下，再吞大风子丸。

【按语】　大风子丸为大风子 50 克，为细末，用米糊为丸，如无患子大，日服 30 粒。

【出处】　青囊琐探

七、眼 科

1. 风 热 眼 疾

排 云 汤

【组成】　黄连　黄芩　细辛　大黄　车前子　甘草
【主治】　治风眼。
【出处】　山胁方函

洗肝明目散

【组成】　当归　川芎　赤芍　生地　黄芩　丹皮　石膏　连翘
防风　荆芥　薄荷　羌活　蔓荆子　菊花　蒺藜　桔梗　石决明　甘草
【主治】　一切风热眼疾，赤肿疼痛。
【用法】　水煎，食后服。
【加减】　疼痛难忍加川乌。有翳障者，去赤药加木贼、蒺藜。
风热肝火甚者，去薄荷，加香附、柴胡。大便实者，加大黄。
【出处】　医疗众方规矩大成

治 风 汤

【组成】　蛇母草（切）一握　枯矾0.5克
【主治】　治目风泪出，浮翳多脓烂眦。
【用法】　上2味，以水800毫升微火煮取300毫升，冷以棉注洗
目数度。
【出处】　金兰方。

大 圣 汤

【组成】　荆芥、甘草各30克　柴胡、连翘各60克　木香1.5克
薄荷（切）1握
【主治】　治一切风热赤肿疼痛者。
【用法】　上6味咬咀粗末，水煎候温服之。
【出处】　金兰方

明 朗 饮

【组成】　茯苓　桂枝　白术　甘草　车前子　细辛　黄连
【主治】　治诸风热眼目，霉气上冲者。
【出处】　和田东郭

芐 苡 汤

【组成】　芐苡9克　大黄、黄连、黄芩、茯苓、细辛、甘草各0.6克
【主治】　治赤眼肿痛，眵泪多者，及风眼痛而剧者。
【用法】　上7味，以水200毫升，煮取100毫升服。
【出处】　校正方舆輗

2. 暴风客热、目肿

玉 兔 汤

【组成】　芒硝、荆芥、营实、薄荷各4.5克　大黄9克
【主治】　治暴发眼肿如桃，赤眼痛涩。
【用法】　上5味水煎温服。
【出处】　金兰方

三 苏 汤

【组成】　荆芥、防风各4.5克　大黄9克　木贼4.5克
【主治】　治暴风客热外障。

【用法】　上 5 味咬咀，水煎服。

【出处】　金兰方

3. 烂　　眼

仙　霞　汤

【组成】　防风、川芎、芍药各 9 克　大黄 6 克　芒硝 4.5 克

【主治】　治脸破睛痛，外障。

【用法】　上 4 味以水 1000 毫升，煮取 500 毫升，去渣入芒硝。

【出处】　金兰方

金　龙　散

【组成】　铅粉 1.5 克　艾 3 克　绿青 0.6 克

【主治】　烂眼。

【制法】　为散。

【用法】　用蜜和调贴之。

【出处】　华冈青洲

治缘眼风方

【组成】　覆盆子叶汁

【主治】　烂缘眼风，虽 20 年能愈。

【用法】　先以皂纱蒙于眼，画双眸于纱上，而后滴渍药汁于眼缘，转眄间，虫从纱上而愈。

【出处】　寄奇方记

治烂眼方

【组成】　当归、川芎、芍药、生地、大黄、黄连、黄芩、红花各等分

【用法】　8 味水煎服。

【出处】　春林轩撮要方筌

治 眼 洗 方

【组成】 蔓荆子 芍药 牡丹皮 枯矾 黄芩 黄连 荆芥
【用法】 上水煎洗。
【出处】 春林轩撮要方筌

4. 流 泪 症

柽 槐 汤

【组成】 升麻、柴胡、白术、黄芩、枳实各 6 克
【主治】 疗眼泪出。
【用法】 上 5 味咬咀，水煎。
【出处】 金兰方

5. 息肉、赤脉传睛

治目中息肉方

【组成】 驴脂、石盐各等分
【主治】 上 2 味和合，令调注目两眦头，日三夜瘥。
【出处】 金兰方

铜 盐 方

【组成】 古铜钱 1 枚 戎盐 9 克
【主治】 治目赤脉及瞖膜。
【用法】 上 2 味，两眦头注之。
【出处】 金兰方

家方明朗饮

【组成】　茯苓　黄连　大黄　车前　甘草　细辛
【主治】　眼痛。不拘寒热之有无，只眼中赤服行血翳者妙。
【出处】　青囊秘录

6. 翳　　膜

治 翳 膜 方

【组成】　象牙、乌贼骨、石膏各等分
【主治】　治翳膜。
【用法】　上为末，和人乳点眼中
【出处】　青囊秘录

翳 膜 奇 方

【组成】　牡蛎　蛇骨　桑螵蛸
【主治】　翳膜。
【用法】　上为末，和人乳点眼中。
【出处】　青囊秘录

辰　砂　膏

【组成】　朱砂、巴豆各等分
【主治】　翳膜。
【用法】　上2味合研，以麻油及蜜少许和匀，涂囟会，干则换
之。二三日稍觉焮痒，随发细泡者，不过七日有效。
【出处】　校正方舆輗

椒　目　丸

【组成】　椒目
【主治】　治眼中星翳。

【出处】 勿误药室方函

7. 内障、外障

石膏羌活汤

【组成】 羌活　荆芥　白芷　藁本　细辛　川芎　苍术　白菊
密蒙花　菜子　麻子　木贼　黄芩　石膏　石草

【主治】 通治两眼不明，内障外障，倒睫等症，不论新久虚实，
一切眼病。

【用法】 上药等分为细末，每服3～6克，食后或睡前清茶下。

【出处】 医疗众方规矩大成

8. 雀　目

雀　目　方（一）

【组成】 草莓实

【主治】 雀目。

【用法】 上药以绢包，渍乳点眼。

【出处】 寄奇方记

雀　目　方（二）

【组成】 夜明砂、石决明等分

【主治】 雀目。

【用法】 上为细末，以熊胆汁和匀曝干，再为细末，白汤送下。
或为丹子多服。

【出处】 寄奇方记

治 雀 目 方

【组成】　苍术　白术

【主治】　治雀目。

【用法】　上 2 味糊丸服。

【出处】　生生堂中神家方书。

治雀眼效方

【组成】　泽泻　白术　白茯苓　猪苓　苍术

【主治】　治雀眼（夜盲症）甚效。

【用法】　煎汤服。

【出处】　医事说约

9. 眼 目 昏 暗

明　目　汤

【组成】　芍药（姜制）0.9 克　当归（酒制）0.9 克　密蒙花（酒制）0.9 克　川芎 0.6 克　熟地 1.2 克　菊花 0.9 克　蔓荆子、桔梗、白芷、甘草、栀子各 0.6 克　芽茶 1.2 克　黄连 0.9 克　枸杞子 0.9 克

【主治】　年 40 以后虚弱眼病。

【出处】　和田泰庵方函

菊　花　丸

【组成】　蜀椒 15 克　菊花 9 克　地黄 30 克

【主治】　一切眼目肿痛昏暗者。

【用法】　以上 3 味，用蜜为丸，用清茶送下，极有效。

【出处】　金鸡医淡

融　和　汤

【组成】　破故纸、巨胜子、当归、茯苓各 30 克　沉香 90 克　朱

砂 3.5 克

【主治】 治劳神肾虚血少，眼痛昏暗。

【用法】 上 5 味水煎，以温汤送朱砂。

【出处】 金兰方

玉 虎 汤

【组成】 夏枯草、地肤子、山栀、白术、枳实各 9 克

【主治】 治素禀虚弱，勤劳眼日昏暗。

【用法】 上 5 味㕮咀为粗末，水煎服。

【出处】 金兰方

明 正 散

【组成】 决明子 75 克　蓼子 15 克（熬令香）　青羊肝

【主治】 治目失明漠漠者。

【用法】 上 3 味合治，下筛，以粥饮食后服 3 克，日二，稍加至 9 克，不过两剂，能一岁服之，呵夜读细字。

【出处】 金兰方

云 母 散

【组成】 云母粉、钟乳粉、细辛、远志、五味子各等分

【主治】 治 30 年失明者。

【用法】 上 6 味治下筛，以酒服 3 克，日三，加重 9 克。

【出处】 金兰方

10. 目 痒 涩

通 明 汤

【组成】 羌活、黄柏、山栀子、莪术、三棱各 9 克　乳香、没药各 0.5 克

【主治】 治眼痒极难忍者。

【制法】　上 5 味水煎去滓，乳香没药投煎汁。

【出处】　金兰方

延　寿　方

【组成】　当归、芍药、黄芩、柴胡子各 9 克　龙胆 3 克　川芎、菊花、车前子、天花粉各 3.5 克

【主治】　治日晡两目紧涩，不能瞻视。

【用法】　上 9 味咬咀，水煎温服。

【出处】　金兰方

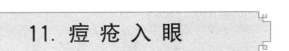

11. 痘疮入眼

明　目　丸

【组成】　兔粪（炒黄）

【主治】　治痘毒入眼。

【出处】　浅田宗伯

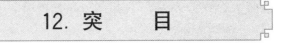

12. 突　　目

治突目方

【组成】　螳螂（阴干）

【主治】　治突目。

【用法】　六月采之，临时浸水洗目。

【出处】　生生堂中神家方书

13. 倒　　睫

治睫毛倒悬方

【组成】　木鳖子末（少）

【主治】　治睫毛倒悬。

【用法】　病左耳者，吹右鼻；病右目者，吹左鼻。

【出处】　生生堂中神家方书

14. 眼病通治方

禾　麦　圆

【组成】　神曲 150 克　磁石、光明砂各 30 克　黄芪 90 克

【主治】　治一切眼疾，且主明目，百岁可读注书。

【用法】　上 4 味为末，炼蜜为丸，如梧桐子大，饮服 3 丸，日三禁，常服益眼力，众方不及，学者宜知此方神验，不可言，当秘之。

【出处】　金兰方

洗　眼　散

【组成】　白矾、郁金各等分

【主治】　治一切目疾。

【用法】　上为极细末，投热汤中，以笔敷眼胞。

【出处】　方函

嚏　鼻　方

【组成】　石胡荽　川芎

【主治】　疗眼目鼻病、头痛等。

【出处】　寄奇方记

除 烂 燧

【组成】 当归　荆芥　黄柏　黄连　枯矾　红花　菊花　薄荷
【主治】 治眼目诸疾。
【出处】 浅田宗伯

当 归 蒸

【组成】 当归　黄柏　忍冬　荆芥
【主治】 治眼目诸疾。
【加减】 随证加荷叶、矾石。
【出处】 勿误药室方函

治误伤目方

【组成】 生水仙根
【用法】 上药捣绞汁滴入眼中。
【出处】 校正方舆輗

八、耳　　科

1. 耳痛、脓耳、聤耳

通　命　汤

【组成】　大黄12克　黄柏3克　荆芥6克　紫苏9克
【主治】　治两耳肿痛，肾经有风热。
【用法】　上4味哎咀，以水300毫升，煮取100或温服70毫升。
【出处】　金兰方

红　花　散

【组成】　黄芩　连翘　槟榔　桔梗　大黄　木通　红花　忍冬
【主治】　治耳中烂脓出者。
【出处】　生生堂中神家方书

治聤耳流脓方

【组成】　菖蒲根
【用法】　上药水洗净取汁，先以棉锭将耳中脓水搅净，然后将菖蒲汁灌入，汤洗数次痊愈。
【出处】　校正方舆輗

2. 耳鸣、耳聋

苏 茎 汤

【组成】　苏茎　陈皮　香附　木瓜　甘草　枳实　槟榔
【主治】　治上冲耳鸣者。
【出处】　生生堂中神家方书

治耳聋方

【组成】　蚯蚓
【主治】　耳聋。
【用法】　以水洗之，入葱管中，以麸盖之，经二三日取出为末，纳耳中。
【出处】　生生堂中神家方书

都 梁 汤

【组成】　生地黄 30 克　枸杞子、山茱萸各 9 克　石楠叶（切）2 握
【主治】　治肾虚耳聋而鸣者。
【用法】　上 4 味㕮咀，以水 1000 毫升 800 毫升，温服。
【出处】　金兰方

南 仙 汤

【组成】　川乌头、苍术各 3 克　薄荷 1 握　茴香 1 克
【功用】　补肾与膀胱，顺气搜风。
【主治】　治耳聋目暗。
【制法】　上 4 味治，下筛，先以水 200 毫升煮川乌头，去滓入余药，煎减半。
【出处】　金兰方

治肾虚耳聋奇效方

【组成】　熟地　山茱萸　丹皮　泽泻　茯苓　山药　五味子　磁石　肉桂

【主治】　治肾虚耳聋奇效。

【出处】　兰轩医谈

治 耳 聋 方

【组成】　头发（如鸡子大，烧灰）　杏仁、巴豆各10斤　戎盐3克

【用法】　上5味治，下筛，以绵薄裹，内耳中，一日一夜，若小损即去之，直以物塞耳。口中黄水及脓出，渐渐有效，不得更着。不瘥，一宿后更纳，一日一夜，还去之依前。

【出处】　金兰方

九、鼻　　科

1. 鼻孔肿痛

薰　露　散

【组成】　白附子9克　鼠粘子3克　蝉蜕6克
【主治】　治鼻孔肿痛者。
【制法】　上3味为末。
【出处】　金兰方

2. 鼻塞、不闻香臭

治鼻塞气息不通方

【组成】　小蓟1把
【用法】　上药咬咀，以水300毫升，煮取200毫升，分2服。
【出处】　金兰方

鹿泽通气汤

【组成】　黄芪、苍术、羌活、独活、防风、升麻、葛根各1.8克
炙甘草1.2克　麻黄（不去节）、胡椒、白芷各0.6克
【主治】　鼻不闻香臭。
【用法】　上入姜枣、葱白煎，食远温服。
【禁忌】　一切冷物及坐卧风寒之处。

205

【出处】　医疗众方规矩大成

固　良　汤

【组成】　黄芩、大黄、川芎各 60 克　薄荷、牛蒡子、山栀子各 45 克　黄连 4.5 克

【主治】　治鼻中不闻香臭。

【制法】　上 7 味㕮咀，以水 5000 毫升，煮减 250 毫升。

【出处】　金兰方

治齆鼻有息肉不闻香臭方

【组成】　瓜蒂　细辛

【用法】　上 2 味各等分，为末，以锦裹如豆大许，塞鼻中，须臾即通。

【出处】　金兰方

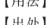 # 3. 鼻渊、脑漏

辛夷石膏汤

【组成】　辛夷　川芎　白芷　菊花　前胡　石膏　熟地　苍术　薄荷　茯苓　陈皮　甘草

【主治】　治鼻塞清涕频出，不闻香臭及漏涕不止者。

【用法】　12 味水煎。

【出处】　疡科方筌

治鼻渊脑漏方

【组成】　防风　黄芩　甘草　川芎　桔梗

【用法】　上药煎服。

【出处】　疡科琐言

4. 鼻 痔

一物瓜蒂散

【组成】 瓜蒂

【主治】 治头痛鼻痔，及产后晕厥者。

【制法】 为细末。

【用法】 令病者口含冷水，以此药少许吹入鼻中。

【出处】 方舆别辑

十、咽 喉 科

1. 乳蛾、喉蛾

吹 喉 散

【组成】 硼砂3克 皂荚24克 丹矾1.5克 朱砂0.6克 龙脑0.3克

【主治】 乳蛾、喉蛾。

【出处】 勿误药室方函

2. 咽喉肿痛、喉痹

桂枝五物汤

【组成】 桂枝 茯苓 桔梗 黄芩 地黄

【主治】 治上冲咽喉刺痛或生疮者。并治血毒迫上，其证牙齿疼痛，两颊肿痛或舌强痛。

【出处】 吉益东洞

吹 药

【组成】 山豆根、硼砂各等分

【主治】 治咽喉肿痛者。

【用法】 上为末，以管吹咽中。

【出处】 青囊秘录

射 干 散

【组成】　射干、山豆根各半
【主治】　治咽喉肿痛如神。
【用法】　上 2 味研为细末，用竹筒吹其咽喉。
【出处】　疗治茶谈

驱风解毒汤

【组成】　石膏、防风、荆芥、羌活、连翘、牛蒡子、甘草各等量
【主治】　冒风火咽痛，咽肿不能通药汤者，饮食俱绝。
【用法】　煎汤冷服。
【出处】　丛桂享医事小言

麻黄升麻汤

【组成】　麻黄　升麻　当归　知母　黄芩　石膏　桂枝　甘草
【主治】　咽喉肿痛，憎寒壮热者。
【用法】　上 8 味，以水 200 毫升，煮取 100 毫升，温服，汗出而愈。
【出处】　校正方舆𫐓

治走马喉痹

【组成】　巴豆
【用法】　用巴豆去皮，以绵纸微裹，随左右塞于鼻中立透。如左右俱有者，用 2 枚。
【出处】　校正方舆𫐓

代 针 散

【组成】　巴豆 3 个　枯矾 120 克　朱砂少许
【主治】　治喉鼻塞咽。
【用法】　上 2 味为末，入锅内烧之为末，加朱砂少许，其色令缟如包红乃佳。频吹喉中，奇验。

【出处】 寄奇方记

苏 危 汤

【组成】 桔梗 6 克　山豆根、牛蒡子、甘草各 3 克　玄参、荆芥、防风各 2.4 克　升麻 6 克　竹叶 5 片

【主治】 治喉痹，大人小儿共用。

【用法】 9 味水煎服。

【出处】 疡科方筌

乳 香 散

【组成】 诃子、乳香、香附子、紫檀各等分

【主治】 喉痹、喉风。

【用法】 上药加梅干肉三分之一，包布中含之，等津液满口中则吐之。内饮亦佳，有神效。

【出处】 牛山活套

缠喉风奇方

【组成】 杏仁　桃仁　桑白皮　山豆根　硼砂

【主治】 缠喉风。

【用法】 水煎服。

【出处】 山胁东洋

3. 喉 痈

喉痈含药方

【组成】 沉香　杨梅皮　红花　五倍子

【主治】 喉痈。

【用法】 上药醋酒煮 3 沸，而后令含，吐出。

【出处】 华冈青洲

4. 喉　癣

喉　癣　汤

【组成】　甘草、桔梗各9克　山豆根、龙脑、射干各3克　土茯苓15克

【主治】　治咽喉结毒。

【用法】　上6味，以水500毫升，煮取200毫升，分温三服。每服送下牛黄0.6克。

【出处】　寄奇方记

十一、口　齿

1. 牙　痛

三黄知母汤

【组成】　知母　石膏　甘草　黄芩　黄连　黄柏
【主治】　治齿痛。
【出处】　本朝经验

硝石朱砂散

【组成】　硝石 3 克　朱砂 1.5 克
【主治】　治齿痛，并鹅口疮。
【出处】　勿误药室方函

2. 牙　宣

甘　露　饮

【组成】　生地黄　干地黄　天冬　麦冬　枇杷叶　黄芩　甘草
石斛　枳实　茵陈
【主治】　治丈夫①小儿胃中客热，牙宣齿烂，目垂欲闭，饥不欲

①丈夫：古时用来指成年男子。

食，及目赤肿痛，口疮咽肿，疮疹已发而未发。又疗脾胃湿热，醉饱房劳，黄疸腹满，或时身热。并治舌疳极验。

【出处】　华冈青洲

3. 龋　齿

治虫牙方

【组成】　芦荟

【主治】　虫牙。

【用法】　上味药为细末，掺患处。

【出处】　寄奇方记

治龋齿方

【组成】　大蒜 1 颗

【主治】　龋齿。

【用法】　摺为泥，轻粉少许，贴手合谷。一眨许拭去，不得久留。痛止又发。凡右齿痛者，右手；左齿痛者，左手。

【出处】　寄奇方记

4. 口舌生疮

蔷薇汤

【组成】　蔷薇花　桔梗　甘草

【主治】　治口疮。

【出处】　勿误药室方函

芦黄汤

【组成】　芒硝、大黄、天花粉、玄参各 9 克

【主治】　治三焦火盛，口舌生疮。

【用法】　上 4 味水煎温服。

【出处】　金兰方

王　仙　汤

【组成】　大黄 15 克　　石膏 15 克　　滑石 6 克　　南星 3 克

【主治】　治脾热口甜，或生鹅口疮。

【用法】　上 4 味水煎服。

【出处】　金兰方

白　明　汤

【组成】　沙参、桔梗、黄柏、山栀子各 3 克　　大黄 6 克

【主治】　治肺热口舌生疮肿痛。

【制法】　上用陈米 15 克，水 300 毫升，煎取 200 毫升。

【出处】　金兰方

治舌疽口中生疮方

【组成】　昆布（烧为霜）6 克　　盐梅（连核为霜）6 克　　巴豆（为霜）6 克　　枯矾 0.6 克

【主治】　舌疽口中生疮。

【用法】　上 2 味为末，调和掺舌上，神验。

【出处】　寄奇方记

治口疮方

【组成】　朱砂　　乳香

【主治】　口疮。

【用法】　上 2 味为末。

【出处】　寄奇方记

神　　方

【组成】　茄子霜　　昆布霜

【主治】　治舌下肿结如核。

【用法】　上 2 味合之，敷之。

【出处】　金兰方

金 龄 汤

【组成】　芒硝、明矾、芍药、厚朴、枳实各 9 克
【主治】　治重舌、木舌，及满口生疮者。
【用法】　上 5 味水煎，徐徐温服。
【出处】　金兰方

治口疮不歇者方

【组成】　天南星 9 克
【用法】　上 1 味末之，醋磨贴足心即愈。
【出处】　金兰方

乳 香 散

【组成】　紫檀、乳香、枯矾各 9 克　丁香 1.5 克　地黄、细辛、荷叶霜各 3 克
【主治】　治口疮齿痛。
【出处】　兼康方

和 口 散

【组成】　蒲黄 6 克　朱砂 0.15 克
【主治】　治口疮及重舌。
【加减】　口中糜烂加入中白。
【出处】　勿误药室方函

柴 陷 汤

【组成】　柴胡　半夏　人参　黄芩　黄连　瓜蒌　生姜　大枣
【主治】　治舌疮腐烂及一切齿痛。
【加减】　上焦热盛痰咳者加竹茹。
【出处】　本朝经验

治舌疮妙方

【组成】　昆布　巴豆　梅肉　矾石
【主治】　治舌疮大妙。
【用法】　上4味各同量为霜，涂患处。
【出处】　金鸡医谈

5. 重　舌

治重舌及口中一切病方

【组成】　露蜂房霜
【主治】　重舌及口中一切病。
【用法】　上药和醋贴之。
【出处】　青囊秘录

6. 舌疽、舌疳

金　粉　散

【组成】　硼砂1.2克　白檀1.5克　丹砂3克　乌梅1.5克　郁金1.2克　金粉3克
【主治】　治舌疳，其效如神。
【用法】　上药研为细末，分作纸捻6条。先将麻油倾入盏中，将1条倾置其中，如寻常灯火法点火。另取黑豆200克，用水3000毫升，煮200毫升，俟冷定含口中，然后嗅烟。若豆汁温则易之，日用2条。
【出处】　青囊琐探

妻　笑　散

【组成】　蟋蟀　茄子（味噌渍三年者）　金箔

【主治】　疗舌疳及一切舌疮肿痛有神效。

【用法】　上 3 味作霜用。

【出处】　壮作玄晏

治口内诸疾方

【组成】　五倍子 6 克　丁香 15 克　薄荷 6 克　黄柏、紫檀、乳香各 15 克

【主治】　舌疳、重舌等口内诸疾。

【出处】　寄奇方记

7. 上　腭　痛

黄连消毒饮

【组成】　黄连　黄芩　黄柏　人参　羌活　独活　藁本　防风甘草　桔梗　连翘　黄芪　当归　陈皮　地黄　防己　苏木

【主治】　治上腭痛，侵蚀不止者。

【用法】　以酒煎服。

【出处】　青囊秘录

治上腭痛方

【组成】　乌梅霜、白丁香、雄黄各等分

【用法】　上药为末，吹患处。

【出处】　青囊秘录